# HISTÓRIA DA
# *melancolia*

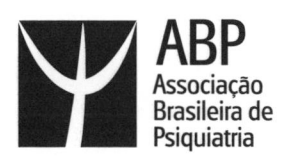

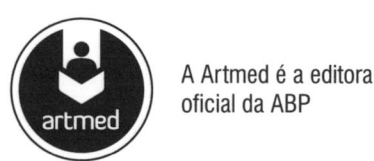

ABP
Associação Brasileira de Psiquiatria

artmed

A Artmed é a editora oficial da ABP

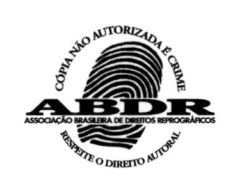

C794h    Cordás, Táki Athanássios.
         História da melancolia / Táki Athanássios Cordás,
         Matheus Schumaker Emilio. – Porto Alegre : Artmed, 2017.
         167 p. : il. ; 21 cm.

         ISBN 978-85-8271-374-7

         1. Psiquiatria. 2. Melancolia – História. I. Emilio,
         Matheus Schumaker. II. Título.

         CDU 616.89:159.974

Catalogação na publicação: Poliana Sanchez de Araujo – CRB 10/2094

# HISTÓRIA DA
# *melancolia*

TÁKI ATHANÁSSIOS **CORDÁS**
MATHEUS SCHUMAKER **EMILIO**

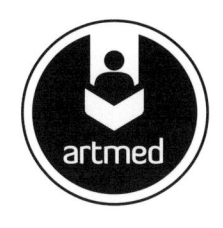

artmed

2017

© Artmed Editora Ltda., 2017.

*Gerente editorial*: Letícia Bispo de Lima
Colaboraram nesta edição:
*Coordenadora editorial*: Cláudia Bittencourt
*Capa*: Paola Manica
*Ilustrações*: Gilnei da Costa Cunha
*Preparação de originais*: Grasielly Hanke Angeli
*Leitura final*: Camila Wisnieski Heck
*Projeto e editoração*: TIPOS – design editorial e fotografia

Reservados todos os direitos de publicação à
ARTMED EDITORA LTDA., uma empresa do GRUPO A EDUCAÇÃO S.A.
Av. Jerônimo de Ornelas, 670 – Santana
90040-340 – Porto Alegre – RS
Fone: (51) 3027-7000 Fax: (51) 3027-7070

SÃO PAULO
Rua Doutor Cesário Mota Jr., 63 – Vila Buarque
01221-020 – São Paulo – SP
Fone: (11) 3221-9033

SAC 0800 703-3444 – www.grupoa.com.br

É proibida a duplicação ou reprodução deste volume, no todo ou em parte, sob quaisquer formas ou por quaisquer meios (eletrônico, mecânico, gravação, fotocópia, distribuição na Web e outros), sem permissão expressa da Editora.

IMPRESSO NO BRASIL
*PRINTED IN BRAZIL*

# AUTORES

**TÁKI ATHANÁSSIOS CORDÁS**
Coordenador da Assistência Clínica do Instituto de Psiquiatria do Hospital das Clínicas da Faculdade de Medicina da Universidade de São Paulo (IPq-HCFMUSP). Coordenador do Programa de Transtornos Alimentares (Ambulim) do IPq-HCFMUSP. Professor do Programa de Pós-graduação do Departamento de Psiquiatria da FMUSP, do Programa de Fisiopatologia Experimental da FMUSP e do Programa de Neurociências e Comportamento do Instituto de Psicologia da USP.

**MATHEUS SCHUMAKER EMILIO**
Historiador. Graduado em História pela Pontifícia Universidade Católica de São Paulo (PUC-SP).

Não há nada de novo debaixo do sol. **Se é encontrada alguma coisa da qual se diz: Veja: isto é novo, ela já existia nos tempos passados.**

Salomão; Eclesiastes 1:9,10

**A novidade é a velha moda esquecida e reinventada.**

Afrânio Peixoto

# PREFÁCIO

Táki Athanássios Cordás, psiquiatra e professor de pós-graduação da Faculdade de Medicina da USP, é um intelectual humanista e erudito, na melhor tradição de seus ancestrais gregos.

Não por acaso, depressão e melancolia – pano de fundo das maiores tragédias humanas – têm sido o principal objeto de seus estudos e pesquisas, do que já resultou a publicação do excelente livro *Depressão: da bile negra aos neurotransmissores* (Lemos Editorial, 2002).

Nesse itinerário, agora em colaboração com o historiador Matheus Schumaker Emilio, enriquece a bibliografia nacional com esta magnífica *História da melancolia*.

Através do tema central – a melancolia –, os autores produziram um extraordinário caleidoscópio dos últimos e mais significativos milênios da história humana em suas vertentes múltiplas e conexas: mitológica, religiosa, filosófica, científica, literária, étnica e poética.

Tarefa ambiciosa, contudo, muito bem-sucedida: sem a dimensão dos grandes e volumosos tratados, os autores construíram uma bela síntese narrativa rica de referências em que detalhes, geralmente subestimados ou negligenciados por historiadores de renome, ganham novos contornos e conexões inesperadas.

A abrangência em nenhum momento compromete a profundidade e consistência do trabalho, amparado em fontes bibliográficas consagradas e de valor inquestionável.

A par desse cuidado, o estilo do texto, claro e fluente, torna a leitura convidativa e prazerosa, ao alcance dos leitores comuns, mas também à altura dos mais críticos e exigentes.

Com certeza este livro é, sem nenhum favor, uma pequena obra-prima no vasto campo das ciências humanas e biológicas, digno do apreço dos leitores mais inteligentes.

ZACARIA BORGE ALI RAMADAM
Professor Sênior do Departamento de Psiquiatria da
Faculdade de Medicina da Universidade de São Paulo.

# AGRADECIMENTOS

Gostaria de dedicar este livro à memória de meus pais, Athanássios Nicolas Cordás e Photini Athanase Cordás, e à nova geração dos Cordás: Lucas, Melina e Katherina.

TÁKI ATHANÁSSIOS CORDÁS

Dedico esta obra à minha família; meus pais, Iara Fátima Schumaker da Silva Emilio e Moacir Emilio; minhas irmãs, Grazielle, Danielle e Nicolle; meus sobrinhos, Enzo e Luiza. Agradeço a Sueli de Sousa Amaral por todo apoio e por nossas centenas horas de conversas; a Fabíola Ortiz pela amizade, sinceras críticas e paciência; a Alberto Luiz Schneider, professor do curso de História na PUC-SP, pelas incontáveis indicações bibliográficas e por suas incríveis aulas; a Yvone Dias Avelino, professora do curso de História e coordenadora do departamento de História na PUC-SP, pelo apoio e compreensão ao longo da produção do livro; e, por todo incentivo, aos meus caros amigos Caio, Leandro, Louise e Maria. Por fim, agradeço ao Dr. Táki Athanássios Cordás pelo convite à produção do livro e pela parceria de trabalho.

MATHEUS SCHUMAKER EMILIO

# SUMÁRIO

**INTRODUÇÃO** — **15**

**1 TEMPOS BÍBLICOS E MITOLÓGICOS** — **21**
TORÁ .................................................................................................25
MITOLOGIA GREGA ........................................................................ 28

**2 GRÉCIA ANTIGA E ROMA** — **33**
HOMERO ...........................................................................................35
HESÍODO .......................................................................................... 37
NASCE A MEDICINA ........................................................................39
HIPÓCRATES ................................................................................... 41
ARISTÓTELES ................................................................................. 45
ROMA................................................................................................ 48
CONDUTAS EM PSIQUIATRIA NO SÉCULO III ...........................52

**3 A IDADE MÉDIA** — **55**
ALTA IDADE MÉDIA ........................................................................57
BAIXA IDADE MÉDIA ..................................................................... 58
LEPROSOS, HOSPITAIS E MÉDICOS ........................................... 59
DEUS, O DIABO E O MÉDICO ........................................................ 61
OS ÁRABES ......................................................................................75

**4 A MELANCOLIA NO RENASCIMENTO** — **83**
RENASCENÇA (SÉCULOS XV-XVII) ............................................. 85
GRANDES NAVEGAÇÕES .............................................................. 86
EM BUSCA DO TEMPO PERDIDO..................................................87
A DOENÇA MENTAL ...................................................................... 89

**5 SÉCULO XVIII – O ILUMINISMO** — **95**
O RACIONALISMO E O OTIMISMO ...............................................97
REVOLUÇÕES ................................................................................. 98
O ILUMINISMO NA MEDICINA ..................................................... 98

## 6  OS SÉCULOS XIX E XX — 109
O SÉCULO XIX ..... 111
O TRATAMENTO MORAL ..... 120
POLÍTICA X PSIQUIATRIA ..... 122
A PSIQUIATRIA ROMÂNTICA ALEMÃ ..... 122
EMIL WILHELM MAGNUS GEORG KRAEPELIN ..... 125
A ESCOLA DE WERNICKE-KLEIST ..... 131
ERNST KRETSCHMER ..... 133
HIGIENIZAÇÃO ..... 136
DEPRESSÃO E TRANSTORNO BIPOLAR DURANTE O NAZISMO ..... 137

## 7  BREVE HISTÓRIA DOS TRATAMENTOS — 141
AS PSICOTERAPIAS (OU COMO FALAR DE PSICOTERAPIA EM UM MINUTO) ..... 143

## 8  O DIAGNÓSTICO DE DEPRESSÃO: SEREMOS TODOS UM DIA DEPRIMIDOS OU BIPOLARES? — 153

**REFERÊNCIAS** — 159

# INTRODUÇÃO

Não há nada mais produtivo do que ser curioso. Procurar compreender e conhecer as coisas que instigam nossa imaginação e nossas dúvidas é fundamental para a produção do conhecimento pessoal e coletivo. Uma pessoa curiosa é uma pessoa em constante aprendizado. E não há nada que estimule mais a curiosidade do que aquilo que habita o mais íntimo aspecto do ser humano: sua mente e seu sentimento.

Nesse sentido, a depressão talvez seja a doença mais íntima e com maior profundidade conhecida pela humanidade. E, assim como todas as outras coisas que existem, a doença também é vítima da erosão do tempo; a doença também tem história. Sua definição biológica sempre foi a mesma em sua essência; a depressão sempre foi uma doença com padrões, causas e efeitos. É uma doença que só pode ser identificada por meio do comportamento do indivíduo, porém, o comportamento que pode indicá-la nem sempre foi entendido como indício de uma doença. Aliás, nem sempre a depressão foi concebida como tal. A melancolia, em um amplo aspecto, como veremos durante a leitura deste livro, foi um nome milenar para diversos tipos de doenças e transtornos.

Antes de entrarmos no tema do livro e falarmos sobre a melancolia, é necessário deixar clara a proposta, a forma e o tema aqui abordados. Este não é um livro para especialistas, não é acadêmico – tanto para a área de história quanto para a de psiquiatria. Apesar do esforço em manter o rigor da pesquisa característica do meio acadêmico, buscamos escrever e relatar o conteúdo de uma forma mais leve e de agradável leitura, sem perder de foco a qualidade das informações e das reflexões que serão feitas.

Em *Segunda consideração intempestiva: da utilidade e desvantagem da história para a vida*, Friedrich Nietzsche faz uma crítica ao modelo de história acadêmica como prejudicial ao homem. Nietzsche se referia ao método de se fazer história de sua época – segunda metade do século XIX – como uma disciplina acadêmica científica, como ciência. Uma crítica ao positivismo.[1] E, realmente, a história não é e nem deve ser uma "ciência matemática". Tempo, historicidade, intencionalidade, mentalidade, todos os aspectos subjetivos devem ser levados em conta quando fazemos história, subjetividade que está fora de alcance para as chamadas ciências exatas. A psiquiatria também não se limita a aspectos biológicos. É necessário levar em conta o comportamento do indivíduo, seu contexto social e histórico, suas experiências pessoais, tudo aquilo que, assim como em história, foge do escopo da exatidão matemática. Assim como a história existe sem o historiador, a doença existe sem o médico. Elas se constituem de forma autônoma e dinâmica, são capturadas e constituídas por meio da linguagem, das manifestações culturais e nas interações sociais; portanto, são frutos do movimento histórico da humanidade. Contudo, a história não se revela, pode ser apenas capturada a partir de registros e de evidências, sejam elas escritas, orais ou visuais. Essas evidências nos fornecem visões de mundo, dos conflitos, das sociedades, coletivas ou individuais, porém, não traduzem a verdade. O historiador é responsável por coletar, analisar e interpretar os "cacos da história" e por construir, assim, uma narrativa histórica.

No contexto brasileiro, esse campo sincrético entre a história e a psiquiatria, cuja riqueza pode ser comparada à sua complexidade, é ainda pouco explorado. O estudo da mente humana com base em seu aspecto biológico e psíquico (psiquiatria) e seu aspecto social, mental e histórico (história) pode nos oferecer uma compreensão ampla e profunda do homem em ambas as áreas. Para o psiquiatra, é possível compreender a historicidade da doença, ou seja, a doença em seu contexto histórico, como ela é vista, entendida e definida, bem como as formas pelas quais a humanidade lidou com tais enfermidades. Para o historiador, é uma riquíssima área de estudo sobre as mentalidades históricas, as formas de pensar em determinadas sociedades em certos períodos, a relação com o contexto social, como o ser humano pensa a si próprio.

O mundo é polissêmico; cada lugar, cada pessoa, cada história se constitui por meio de sua própria subjetividade, de suas características específicas. Optamos por nos manter no contexto da história ocidental. Pode-se entender aqui como "ocidental" a parte do mundo cuja influência de sua estrutura política e cultural está baseada nas três grandes religiões monoteístas – judaísmo, cristianismo e islamismo –, bem como no que a historiografia tradicional chama de "mundo clássico" – Grécia e Roma antigas. Sob tal égide, encontramos a Europa, as Américas, o Norte da África e o Oriente Médio.

# HISTÓRIA DA MELANCOLIA 17

Temos a tendência de, muitas vezes de forma inconsciente, separar o corpo e a mente. Grande parte disso se deve às heranças religiosas, principalmente cristãs, para as quais é muito forte a noção de corpo e alma como duas substâncias separadas, e isso reflete, de forma negativa, no nosso entendimento sobre corpo e mente. A mente faz parte do corpo, tem seus aspectos biológicos e está à mercê de falhas e transtornos. A mente é o cérebro, nosso órgão mais complexo e capaz de raciocínio e criatividade. Diferentemente dos outros animais, que têm uma grande determinação instintiva, os seres humanos são capazes de maior controle e uso do cérebro e seu sistema nervoso. Somos capazes de criar símbolos, técnicas, conceitos; capazes de escrever ou ler um livro. Essa complexidade de nosso cérebro faz que suas manifestações e seu desenvolvimento não se prendam totalmente em aspectos biológicos. Portanto, as doenças ou os transtornos mentais são um misto entre a determinação biológica e os processos sociais e culturais.

O *Manual diagnóstico e estatístico de transtornos mentais* (DSM-5) define um transtorno mental da seguinte forma:[2]

> Um transtorno mental é uma síndrome caracterizada por perturbação clinicamente significativa na cognição, na regulação emocional ou no comportamento de um indivíduo que reflete uma disfunção nos processos psicológicos, biológicos ou de desenvolvimento subjacentes ao funcionamento mental. Transtornos mentais estão frequentemente associados a sofrimento ou incapacidade significativos que afetam as atividades sociais, profissionais ou outras atividades importantes. Uma resposta esperada ou aprovada culturalmente a um estressor ou perda comum, como a morte de um ente querido, não constitui um transtorno mental. Desvios sociais de comportamento (p. ex., de natureza política, religiosa ou sexual) e conflitos que são basicamente referentes ao indivíduo e à sociedade não são transtornos mentais a menos que o desvio ou conflito seja o resultado de uma disfunção no indivíduo, conforme descrito.

A depressão, segundo o DSM-5,[2] é caracterizada por

> presença de humor triste, vazio ou irritável, acompanhado de alterações somáticas e cognitivas que afetam significati-

18 INTRODUÇÃO

vamente a capacidade de funcionamento do indivíduo. O que difere entre eles [tipos] são os aspectos de duração, momento ou etiologia presumida.

A diferença entre tristeza e depressão se encontra na mudança de comportamento do indivíduo. O sentimento de tristeza, mesmo que profundo, só se configura como depressão quando afeta o funcionamento das atividades e a saúde, como deixar de exercer atividades básicas do cotidiano e até mesmo de sobrevivência (p. ex., comer, trabalhar, tomar banho, dormir). Entretanto, sentimentos intensos de tristeza relacionados ao luto, à ruína e à enfermidade devem ser cuidadosamente observados para identificar se são uma resposta normal ou um caso de depressão. Segundo o DSM-5,[2]

> [...] respostas a uma perda significativa (p. ex., luto, ruína financeira, perdas por um desastre natural, uma doença médica grave ou incapacidade) podem incluir os sentimentos de tristeza intensos, ruminação acerca da perda, insônia, falta de apetite e perda de peso [...], que podem se assemelhar a um episódio depressivo. Embora tais sintomas devam ser entendidos ou considerados apropriados à perda, a presença de um episódio depressivo maior, além da resposta normal a uma perda significativa, também deve ser cuidadosamente considerada.

Tais definições trazidas pelo DSM-5 são modernas e muito novas historicamente. Doença, loucura, melancolia e depressão são palavras cujos significados e percepções são historicamente construídos, mutáveis. Refletem e evidenciam uma vasta gama de "formas de pensar" durante a história e possibilitam que nos aprofundemos naquilo de mais íntimo e curioso no ser humano: a mente.

Entendemos a depressão como uma doença psiquiátrica, cujos sinais e sintomas estão associados ao sistema nervoso central e para os quais interagem fatores genéticos, cerebrais, psicológicos e sociais. Salientamos também que se, por um lado, a genética é uma predisposição, nunca um destino, por outro, os aspectos sociais podem predispor, mas não são, a doença.

O livro, em última instância, busca apresentar uma visão clínica, relatar e analisar as mentalidades históricas que compõem e influenciaram a civilização ocidental acerca da melancolia. Além disso, apresenta uma análise metodológica sobre a historicidade da ciência e do pensamento científico a fim de demonstrar como uma forma estrutural de pensar muda em vários sentidos um conceito e como isso afeta a sociedade. Esperamos que, acima de tudo, essa leitura possa provocar reflexões dignas do enigma que é o ser humano.

# 1
# TEMPOS BÍBLICOS E MITOLÓGICOS

> **Os mitos são sonhos públicos; os sonhos são mitos privados.**
> Joseph Campbell

"Melancolia é uma das grandes palavras da psiquiatria", escreveu Aubrey Lewis há quase 70 anos. De fato, o homem sempre sofreu de depressão, talvez a mais íntima, a mais familiar de todas as doenças mentais.

Já muitos séculos antes das teorias causais em psiquiatria e das primeiras tentativas de classificação, o ser humano sofria e, por vezes, desistia de continuar vivendo em função da "dor que dilacerava sua alma".

No entanto, é muito difícil isolar a história da depressão até o fim do século XIX e meados do século XX, quando as síndromes depressivas começam a ser mais bem delineadas, sem mencionar a história da psiquiatria e da própria medicina. Berrios[3] ultrapassa essa linha de raciocínio ao considerar que a história dos transtornos afetivos e, consequentemente, da depressão começa apenas a partir da segunda metade do século XIX, quando os conceitos de mania e depressão correspondem mais estritamente ao seu uso atual.

Essa postura de cama de Procusto (ver quadro a seguir) não foi a posição adotada neste livro.

Certamente essa história poderia começar na China, onde existem interessantes descrições sobre a depressão ou, mais textualmente, de melancolia desde o século VII a.C.,[4] mas isso seria um exercício especulativo em vista da escassez de fontes.

Na mitologia, porém, podemos nos banhar com segurança.

> **Aquele a quem os deuses querem destruir, primeiro deixam-no louco.**
> Eurípedes

Todas as formas de cultura produzem explicações de caráter místico, transbordando características de uma sociedade particular para um modo de entender e perceber o mundo.

Seja de caráter mitológico, cosmogônico, universal ou religioso, a produção do que chamamos atualmente de religião ou crença carrega concepções presentes no imaginário sobre o que não entendemos e nos instiga a curiosidade.

Um rico material pode ser encontrado sobre as diversas formas e tipos do que chamamos de "filosofia mística" – religião. Ritos e mitos que moldam a forma como as sociedades se organizam e ditam valores, regras, proibições, sentido e história.

Desejamos começar, aqui, com duas construções: a Torá e a mitologia grega.

Por um lado, selecionamos iniciar com a Torá por sua influência no mundo ocidental e no próprio cristianismo. Devemos nos lembrar de que o cristianismo nasce de uma interpretação – questionável – de um segmento judaico, provavelmente de um projeto reformista.

Aspectos ligados à história da psiquiatria e das doenças mentais estão muito presentes na mitologia grega. Muitos desses mitos dão nome a síndromes e transtornos no campo da psiquiatria.

## CAMA DE PROCUSTO

Procusto, que significa "o estirador" em grego antigo, foi a alcunha dada a um malfeitor da mitologia grega que vivia perto da estrada de Elêusis e aí mantinha uma estalagem.

Ao receber os hóspedes, oferecia-lhes um de dois leitos de ferro de tamanhos diferentes, dependendo da altura do visitante. Após o hóspede dormir, Procusto o amarrava e tratava de adequar o pobre infeliz ao tamanho do leito: se o indivíduo era maior que o leito, serrava-lhe as pernas, se menor, esticava os membros com cordas e roldanas.

O herói Teseu, famoso por ter eliminado o Minotauro, acabou com a carreira homicida de Procusto. Preso, colocou-o deitado atravessado em um de seus leitos e cortou todas as partes de seu corpo que excediam a cama.

A expressão "cama de Procusto" é a metáfora utilizada para falar da falta de tolerância do homem que tenta ajustar os dados ao seu desejo, "amputando" o que não deseja aceitar.

Não será, porém, o escopo deste livro fazer uma leitura profunda da mitologia. Apenas citaremos algumas formas como a loucura e a doença são representadas.

# TORÁ

**A inveja, o desejo apaixonado e a busca de honrarias arrebatam o homem do mundo.**
Pirkei Avot, 4:21

A Torá é a principal referência por escrito da tradição judaica. Sua escrita é atribuída a Moisés; dentro da tradição rabínica, todos os ensinamentos e os acontecimentos tendo sido narrados por Deus a Moisés. Corresponde aos cinco primeiros livros da Tanakh, a "bíblia" judaica, constituída por 24 livros. Também corresponde, em certa medida, ao Antigo Testamento da bíblia cristã.

Para nossa análise, escolhemos o trecho de 1 Samuel 16:14 até 23, em que são narrados eventos sobre Samuel, Saul e Davi.

Saul, de acordo com a Torá, foi o primeiro rei de Israel e Judá, ungido pelo profeta Samuel. Alto, forte e valente guerreiro (com o devido desconto de uma descrição excessivamente romanceada para um chefe tribal da época), Saul passa a maior parte dos seus dias lutando contra os inimigos do seu povo, particularmente os filisteus.

Em algum momento, porém, Saul dá "as costas para Deus", que retira sua graça. Como punição, Deus permite que os "demônios passem a afligi-lo".

Descontente com Saul, Deus envia Samuel para buscar o escolhido para ser o novo rei de Israel. Em Belém, Samuel encontra Jessé, da tribo de Judá, e entre seus filhos está Davi, escolhido por Deus e profetizado por Samuel para ser rei de Israel e Judá.

Saul passa seus dias muito triste e atormentado, sem ver qualquer saída, até que um dia seus servos lhe dizem: "Eis que um espírito mau te atormenta. Se tu, nosso amo, deres ordens, teus servos aqui procurarão um homem que saiba tocar harpa, para que, quando o mau espírito estiver sobre ti, ele a toque a fim de te acalmar".

Davi é levado, sempre que necessário, para tocar harpa para Saul, que o adota como membro da corte, concedendo a ele o cargo de escudeiro. Sábios servos! A loucura de Saul, de fato, aquieta-se, ou melhor, "o espírito demoníaco apenas se afastava" quando Davi tocava sua harpa, diminuindo a dor que tomava o rei.

A trama se desenrola em uma relação conflituosa entre Davi e Saul, na qual Davi colhe cada vez mais glórias e sucessos, enquanto Saul se sente cada vez mais ameaçado por ele.

Tempos depois, já melhor, Saul passa por momentos difíceis e visita a feiticeira de Endor em busca de algo que o oriente. O rei está começando a ficar novamente desesperado. Os filisteus estão reunindo tropas em suas fronteiras para um ataque maciço a Israel: "Ele inter-

## A MÚSICA COMO TERAPIA

A tradição judaica não só entende a loucura como um espírito maligno enviado por Deus, uma punição divina, mas também indica um possível meio de aliviar tal aflição – a música: "Música para acalmar os ânimos".

Mais tarde, os gregos e outros autores também falarão dos efeitos benéficos da música sobre os melancólicos.

A ideia de usar a arte e, em particular, a música no tratamento de pacientes psiquiátricos, chamada atualmente de musicoterapia, atravessou os séculos.

O filósofo grego Pitágoras é considerado o pai da musicoterapia.

A descoberta de Pitágoras com seu cânon ou monocórdio fundiu, na época, a matemática e a música. Reza a lenda que, ao passar em frente à oficina de um ferreiro, Pitágoras percebeu que as batidas de martelos de diferentes pesos produziam sons que eram agradáveis ao ouvido e se combinavam muito bem. Para pesquisar esses sons, Pitágoras teria esticado uma corda musical que produzia determinado som que tomou como fundamental (o tom) e percebido que ela não vibrava apenas em sua extensão total, mas formava também uma série de nós, que a dividem em seções menores (os ventres), que vibram em frequências mais altas.

roga Deus, mas Deus não lhe responde, nem em sonhos, nem pelos profetas [...]".

Saul estava sozinho, havia tentado matar Davi, de quem tanto gostava, enquanto este tocava harpa, e agora interrogava uma feiticeira, pedindo que o espírito de Samuel lhe dissesse o que ocorreria consigo, com sua família e com seu povo.

O fantasma de Samuel surge e lhe diz que a batalha está antecipadamente perdida e que seus três filhos perderão a vida lutando.

Então o fim de Saul é contado em 1 Samuel 31:4: angustiado e sem esperanças, vendo cumprir-se a profecia. Derrotado no campo de batalha contra os filisteus, Saul suicida-se com a própria espada, pondo fim ao reinado do primeiro soberano de Israel e Judá.

Os pitagóricos foram os únicos até Aristóteles a fundamentar cientificamente a música, começando a desenvolvê-la e tornando-se aqueles mais preocupados com o assunto.

Pitágoras utilizou a música para exemplificar origens e fenômenos do mundo, bem como para discutir princípios morais, pois a música "purificava as faculdades psíquicas", atuando como freio das paixões humanas, como violência, preguiça e angústia.

Pitágoras e a Música é um trecho do curta *Donald no país da matemágica*, lançado nos Estados Unidos em 26 de junho de 1959, dirigido por Hamilton Luske.

Durante o século XIX, o tratamento moral (do qual falaremos mais adiante) incluía visitar museus e ouvir música no intuito de "pacificar a mente perturbada".

A história medieval mais famosa sobre a relação entre depressão e música se refere ao grande pintor flamengo Hugo van der Goes (1440-1482). Sua obra mais renomada é o "Retábulo Portinari", atualmente exposto em Florença. O quadro foi encomendado para a igreja do Hospital da Igreja de Santa Maria Nuova, em Florença, por Tommaso Portinari, representante da família Médici em Bruges.

Em 1475, no ponto alto de sua produção artística e fama, de maneira inesperada der Goes abandona tudo e assume uma vida eclesiástica. Sua mudança brusca de vida ocorre devido a um quadro depressivo que passa a dominar sua mente, atormentando-o com sentimentos de culpa, condenação, morte próxima e ideias de suicídio. Sua "melancolia", nome utilizado na Idade Média, ou *mirabilis fantasialis morbus*, como denominada também por seus contemporâneos, agrava-se paulatinamente.

Em 1480, com o quadro já agravado, foi levado para Bruxelas, onde ficou sob a supervisão do prior padre Thomas. Após "acurada investigação", o padre chegou à conclusão de que o antes famoso pintor e atual soturno irmão padecia da mesma doença do rei Saul. Feito o diagnóstico, recomendou que diariamente o irmão enfermo recebesse uma carga de música bem como fosse visitado pelo coral com frequência para afastar as fantasias depressivas.

Em suas cartas para o irmão Theo, Van Gogh comenta, impressionado, sobre o quadro do século XIX de Emile Wauters "A loucura de Hugo van der Goes", em que mostra a expressão do pintor no monastério, torturado por pensamentos melancólicos. A expressão deve ter impressionado muito Van Gogh, ele próprio possível portador de transtorno bipolar, pois o quadro é comentado em outras duas cartas.

O século XVIII é um período de enorme riqueza e variedade musical: do barroco e rococó ao classicismo e romantismo, há numerosos exemplos do emprego da música no tratamento de sintomas ansiosos e depressivos.

Filipe V (1683-1746), em 1713, torna-se o primeiro Bourbon rei da Espanha e pouco tempo depois cai em profunda depressão. Em seus piores tempos,

## MITOLOGIA GREGA

A história de um bravo guerreiro mitológico grego nos oferece uma elegante aproximação mitológica ou teológica da depressão.

Belerofonte, nascido Hiponous, filho de Glauco, o rei de Corinto, e neto do trágico Sísifo, com seu eterno movimento obsessivo, depois de não saía da cama e não pronunciava uma única palavra. Deixou seus cabelos e unhas crescerem enormemente, e apenas tarde da noite levantava-se para comer muito pouco.

Por sugestão de membros da corte, o principal cantor *castrato* do mundo, o italiano Farinelli (1705-1782), foi chamado com a missão de cantar para a recuperação do rei. Em um quarto adjacente ao de Filipe, um concerto foi organizado, e Farinelli passa a cantar. Ao fim da primeira ária, surpreendentemente surge o rei. Após a segunda ária, pede que Farinelli passe a cantar em seus aposentos.

Após o terceiro concerto, o rei pergunta a Farinelli o que deseja como recompensa, qualquer coisa, o que desejasse. Farinelli imediatamente pede que o rei se levante da cama, se banhe, cuide de sua higiene e volte a governar. Dias depois, para grande surpresa, o rei comparece ao Conselho de Estado.

Outras crises ocorreram, e Farinelli, noite após noite, cantava para o monarca, algo como 3.600 vezes.

Mais uma vez é impossível não retomar a história de Saul e Davi.

Em nossos dias, diversos trabalhos científicos têm testado a musicoterapia como recurso terapêutico auxiliar, juntamente com tratamento medicamentoso e psicoterapia, em uma série de quadros psiquiátricos, incluindo esquizofrenia e depressão. Como mencionou Pitágoras, "A música possui profundo efeito sobre os sentidos e as emoções [...]".

Sobre a cura de doentes mentais com música: "[...] deve-se ter certas músicas especiais para serem tocadas na presença dos pacientes".[5]

matar acidentalmente seu irmão Bellerus, foge para Tirene, situada a sudeste de Argos (berço dos argonautas e, hoje, uma sonolenta aldeia).

A partir daí, começa uma longa saga de peregrinações, que tem seu ponto alto na luta que trava contra Quimera, monstro terrível que estava destruindo a região da Lícia, matando homens e incendiando colheitas.

Homero, na *Ilíada*, descreve o monstro como tendo a parte superior de um leão (de sua boca saíam chamas destruidoras), o corpo de uma cabra e o traseiro de um dragão. Hesíodo, na *Teogonia*, descreve Quimera com três cabeças, como é representado no famoso bronze etrusco da cidade de Arezo.

Protegido por Atena, Belerofonte doma Pégaso, o cavalo alado, e, montado nele, pode elevar-se bem alto e, com suas setas, abater Quimera.

Rico, glorioso, cheio de honrarias, casado com a filha do rei e herdeiro do trono, Belerofonte enche-se de soberba e julga-se imortal. Novamente montado em Pégaso, tenta subir ao Monte Olimpo e participar da assembleia dos deuses, algo totalmente vedado aos humanos.

Ao perceber a atitude do herói, Zeus, profundamente irritado com sua presunção, faz Pégaso, picado dolorosamente por um inseto, empinar de grande altura e atirar Belerofonte do alto. Assim que se sente livre do cavaleiro, o cavalo das asas de ouro continua a subir, alcançando a região das estrelas e transformando-se em constelação. Belerofonte sobrevive à queda; porém, coxo, cego, sentindo-se ridicularizado por

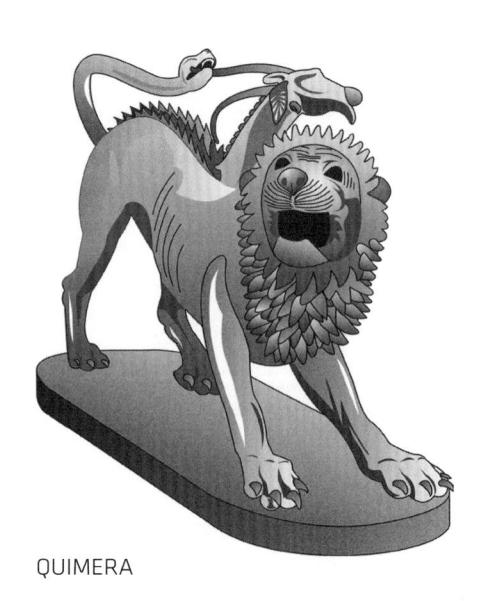

QUIMERA

sua falha, "enlouquece" e passa a viver solitário, evitando o contato com os outros homens até morrer miseravelmente, segundo algumas versões, perto da ilha de Chipre.[6] Os deuses de lá e de cá do Mediterrâneo dão a glória, mas não suportam o pecado ou o desrespeito dos homens e os enlouquecem. Os gregos inclusive tinham um nome para essa condição, *Phthónos Théon*, ou "a inveja que os deuses têm de nosso sucesso".

A história de Belerofonte representa uma visão pré-socrática do homem, objeto inerte à mercê dos deuses e de seus caprichos.

Trata-se de um momento histórico, em que gregos, hebreus, egípcios, babilônicos, persas, entre outros povos, ainda não questionam qual o órgão doente.

> Toda loucura é obra de Zeus, de outros deuses ou de entidades subalternas de diferentes níveis hierárquicos no plano da divindade. A "etiologia" da loucura é mitológica. Mas ao lado dos melindres dos deuses... a presunção humana de escapar da própria moira (ou destino) pode determinar a cólera dos deuses e desencadear todo o processo causal.[7]

> Mas qual o deus ofendido, que enlouquece diretamente ou pune até enlouquecer? Por vezes é possível perceber que a insensatez ou a loucura não são punições por um ato, mas que este já havia sido cometido em um estado de "até", entendido como um transitório estado de desvario.[7]

A mitologia grega é profusa na descrição de estados de insanidade. Paulatinamente, porém, a divina era da *Ilíada* e da *Odisseia* é substituída por uma visão mais humana. A mania, a paranoia e a melancolia podem continuar sendo punições vindas do Olimpo, mas a culpa, a vergonha, as paixões e o ciúmes deixam as causas divinas já na segunda fileira desse anfiteatro grego.

Fedra, personagem de *Hipólito*, de Eurípedes, mata-se em uma explosão de vergonha, tristeza e paixão. Ájax, de Sófocles, envergonha-se de sua reação enfurecida e homicida por ter sido preterido no concurso que escolhia o mais bravo guerreiro entre os gregos e se mata.

A lista de mulheres suicidas mitológicas gregas e algumas latinas é numerosa: Aethra (matou-se ao saber da morte de Teseu), Alcione (arrependida após ter abandonado o marido e os filhos por um estranho), Antígona (filha de Édipo e Jocasta), Aretusa, Dido, Jocasta, Ifigênia e um longo alfabeto que vai até Xenodoce, amante de Hércules.

# 2
# GRÉCIA ANTIGA E ROMA

Sem dúvida a Grécia representa o berço da civilização ocidental. As heranças filosóficas e culturais podem ser encontradas no âmago da constituição do Ocidente e são fundamentos muitas vezes sólidos até hoje. É absolutamente notável como sempre voltamos à Grécia e a seus personagens quando pensamos no ser humano.

Apesar de os filósofos pré-socráticos buscarem explicações racionais e lógicas para o mundo, os mitos e os deuses ainda reinam soberanos sobre o âmago dos homens. Sem uma concepção estruturada sobre a natureza humana, a intervenção divina ainda é a grande explicação para eventos que afligem a mente do homem, como no mito de Belerofonte, descrito no Capítulo 1.

O modelo mitológico sobre a concepção de mundo na Grécia Antiga pode ser observado nas obras de Homero *Ilíada* e *Odisseia*, bem como nas obras de Hesíodo *Os trabalhos e os dias* e *Teogonia*.

Considerados clássicos da literatura grega, a partir de Homero e Hesíodo é possível observar como o julgo e a intervenção divina operam nos homens e em suas ações. Segundo Heródoto (século V a.C.), historiador grego considerado o pai da história, Hesíodo e Homero foram os primeiros a descrever os deuses e os temperamentos. A historiografia grega parte de um evento, um conflito específico. Relembrar e relatar as ações humanas é o que importa nesse tipo de historiografia.

# HOMERO

Apesar de suas importantes obras literárias, a própria existência de Homero é questionada. Independentemente da resposta, as obras existem, e podemos utilizá-las para análise.

Em *Ilíada*, Homero relata a Guerra de Troia, o cerco de 10 anos dos gregos aos troianos, e narra as batalhas e os eventos do período de conflito entre o rei Agamêmnon e Aquiles.

O poema retrata a guerra de tal forma que coloca em questão os motivos de ela ter-se iniciado e os valores dos personagens. A existência da cidade de Troia é comprovada no fim do século XIX pelo arqueólogo alemão Heinrich Schliemann em uma escavação na Turquia, na região da Anatólia. Contudo, a historicidade da guerra entre gregos e troianos continua sendo uma questão de debate, pois não há um consenso sobre a real existência de algum tipo de conflito entre as duas civilizações.

Porém, mesmo considerando a *Ilíada* um mito, ainda é possível observar a mentalidade, os valores e a forma de entender o mundo por meio das ações e das relações entre os personagens, bem como pela própria forma que o poema é conduzido.

Paralelamente às ações dos homens, os deuses não são imparciais; também se colocam ao lado dos gregos ou dos troianos, cada deidade se afilia a um dos lados e entra em conflito entre si para ajudar ou atrapalhar suas respectivas escolhas.

A *Odisseia* é a sequência da *Ilíada*, um poema que narra a viagem de Odisseu, ou Ulisses, de volta para casa, em Ítaca, 10 anos após a Guerra de Troia.

Durante longos 20 anos, Penélope, sua esposa, e Telêmaco, seu filho, estão na ilha de Ítaca lidando com a ausência de Ulisses e com os novos pretendentes de Penélope.

Diante da insistência de seu pai para que voltasse a se casar, Penélope estabelece a condição de que o novo casamento somente ocorreria depois que terminasse de tecer um sudário para Laerte, pai de Ulisses.

Ela jamais terminaria o sudário, pois, durante o dia, aos olhos de todos, tecia e, à noite, secretamente, desmanchava todo o trabalho. Denunciada por uma das servas a serviço de um dos pretendentes, Penélope teve de abandonar seu estratagema. Propôs, então, outra condição ao seu pai. Conhecendo a dureza do arco de Ulisses, afirmou que se casaria com o homem que conseguisse encordoar o arco e usá-lo.

Ulisses chega a Ítaca disfarçado de mendigo para observar como as coisas correm e participa, sem ser reconhecido, da prova de arco e flecha de Penélope, na qual deveria usar seu próprio arco.

Sendo ele o único a ter força para disparar a flecha, acaba por executar os pretendentes de sua esposa e revela sua identidade a ela.

Diferentemente de *Ilíada*, o poema não deixa espaço para dúvidas em relação a sua historicidade: evidentemente se trata de um mito, um épico. Assim como em *Ilíada*, os deuses têm papel fundamental em *Odisseia*. Interferem na viagem de Ulisses, seja a favor, seja contra, influenciando a natureza e as pessoas.

As duas obras épicas são poemas de culto aos heróis. Seja Aquiles, na *Ilíada*, seja Ulisses, na *Odisseia*, ambos os personagens trazem consigo atributos valorosos que são demonstrados por seus atos e discursos.

O interessante é notar que o indivíduo por si só não é o suficiente; heróis sempre têm uma parte divina, sem deixar de ser humanos. Isso implica que o homem grego ainda se enxerga de forma ambígua: se, por um lado, têm a capacidade de ser honrosos e habilidosos por meio de suas próprias ações, por outro, isso não seria possível sem a intervenção dos deuses ou da natureza semidivina dos heróis. A natureza heroica dos personagens se evidencia quando são comparados aos homens comuns, de tal forma que, restringindo os valores a um grupo seleto e reforçando seu aspecto divino, as ações ficam sempre ligadas às deidades. Ou seja, seriam os heróis tão valorosos se não fossem pelos deuses? O fato é que os próprios deuses têm suas características específicas e se apresentam como protetores de certos personagens.

Embora tenham certo controle sobre suas ações, os homens ainda são, enfatizamos, submissos a modelos de punições divinas: a loucura.

Estado de fúria, mania e melancolia são, nesse modelo homérico, formas de punição divina. Se a honra e a virtude são atributos do homem, as ações e as emoções que estão além do "compreensível" – a raiva que cega, o suicídio, a histeria – são explicadas como obras dos deuses sobre as mentes humanas.

# HESÍODO

Hesíodo, apesar de ser contemporâneo a Homero, concebe suas obras sobre uma perspectiva didática, deixando de lado o épico dos heróis. Tanto *Teogonia* quanto *Os trabalhos e os dias* têm papel importante para a filosofia pré-socrática. Com certeza Hesíodo é a principal figura na constituição da mitologia grega. Em *Teogonia*, ele faz toda a genealogia dos deuses.

Segundo Heródoto, o trabalho de Hesíodo em *Teogonia* é capaz de conectar todos os helênicos, todas as pólis. Sobre a origem do mundo (cosmogonia) e a origem dos deuses (teogonia), *Teogonia* faz uma grande genealogia das deidades gregas, em que existem os deuses primordiais, os deuses olímpicos, as erínias, os monstros e os titãs.

Os deuses primordiais são os primeiros a existir e os que deram origem ao cosmos. São representações dos elementos e dos aspectos naturais do universo, como o "vazio" do universo (Caos), a noite (Nyx), a Terra (Gaia) e o céu (Urano). São manifestações da natureza e elementos fundamentais.

Descendendo dos deuses primordiais, encontramos os titãs. Um dos principais titãs é Cronos, que destronou seu pai Urano, assumindo, assim, a liderança do primeiro panteão grego. Situados na Era de Ouro, os titãs são descritos como deidades gigantes e de imensa força, porém foram derrotados pelos deuses olímpicos.

A última e mais importante geração de deidades gregas são os deuses olímpicos. Originalmente 12 deuses, os deuses olímpicos são descendentes dos titãs. Assim como os titãs destronaram os deuses primordiais, Zeus e seus irmãos, Hades e Poseidon, destronam Cronos e assumem a liderança do panteão. A consolidação da mitologia grega por Hesíodo une os fragmentados mitos das diferentes pólis helênicas; assim, é comum considerar a *Teogonia* como a mitologia "oficial" grega.

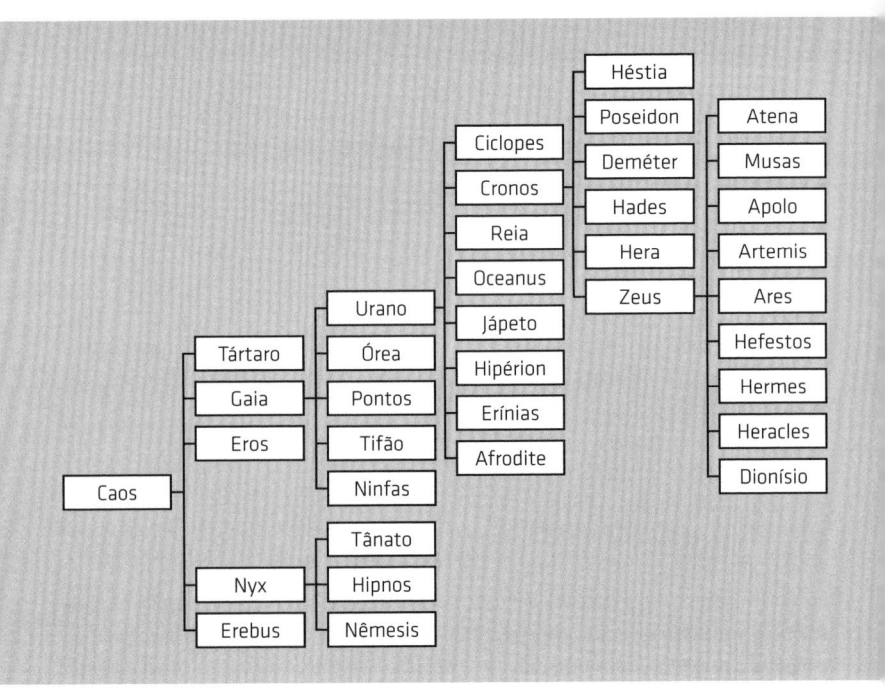

```
Caos
├── Tártaro
├── Gaia
├── Eros
│   └── Urano
│       ├── Ciclopes
│       ├── Cronos
│       │   └── Reia
│       │       ├── Héstia
│       │       ├── Poseidon
│       │       ├── Deméter
│       │       ├── Hades
│       │       ├── Hera
│       │       └── Zeus
│       │           ├── Atena
│       │           ├── Musas
│       │           ├── Apolo
│       │           ├── Artemis
│       │           ├── Ares
│       │           ├── Hefestos
│       │           ├── Hermes
│       │           ├── Heracles
│       │           └── Dionísio
│       ├── Oceanus
│       ├── Jápeto
│       ├── Hipérion
│       ├── Erínias
│       └── Afrodite
├── Órea
├── Pontos
├── Tifão
├── Ninfas
├── Nyx
│   ├── Tânato
│   ├── Hipnos
│   └── Nêmesis
└── Erebus
```

Para Hesíodo, o trabalho coloca o homem em posição de dignidade existencial, o cultivo da terra não se coloca em posição de inferioridade perante a classe guerreira. Essa concepção absolutamente moderna para seu tempo é encontrada no poema *Os trabalhos e os dias*. Situado em um período histórico no qual a Grécia passava por uma crise agrária, Hesíodo escreve, de forma didática, os valores adquiridos a partir do cultivo da terra e adverte a ética do trabalho: o homem não deve se favorecer por meios desonestos e mesquinhos para obter vantagens sobre os outros. Propõe também a noção de que o trabalho da terra mantém o homem em equilíbrio por meio da compreensão do tempo de cultivo para cada tipo de produto agrário. A busca pelo equilíbrio pelo trabalho substitui a glória dos guerreiros: "O trabalho institui novas relações entre os deuses e os homens: estes renunciam à *hybris*, e aqueles, por outro lado, garantem aos que trabalham dignamente a riqueza com os rebanhos de ouro".[8] Trabalhar significa a purificação do indivíduo, que, assim, se torna capaz de se aproximar das dádivas divinas, antes reservadas apenas aos heróis. A regulação e o equilíbrio no trabalho da terra, por meio do tempo, é a forma de o homem se conectar à estrutura cosmológica grega: o equilíbrio e a harmonia das coisas naturais. Elemento essencial na filosofia pré-socrática, entrar em contato com a terra é também honrar aos deuses.

A concepção da humanidade nas obras de Hesíodo é a base da mitologia grega clássica. Os homens são responsáveis por sua própria fortuna, porém, não são livres do julgo dos deuses. A loucura continua sendo um fator de punição divina, ao passo que a violência e a insolência passam a ser naturais aos seres humanos. Aqueles que cometem *hybris* – arrogância, insolência, orgulho, geralmente contra os deuses –, inspirados pela falta de controle sobre os próprios impulsos e pelas paixões fora de medida, antes de serem destruídos pelos deuses, são punidos com a loucura.

# NASCE A MEDICINA

Nos primeiros escritos médicos gregos do século V existem ainda elementos inequívocos de magia. A enterite, por exemplo, seria causada por uma maldição de Apolo, já que as fezes semilíquidas podiam assemelhar-se a andorinhas, as aves favoritas do deus. O dedo do pé do herói tebano Epaminondas, que misteriosamente permanecera intacto na pira crematória, havia ganhado a fama de operar milagres, passando a ser exibido em vários locais, ocasionando longas filas de peregrinos por várias cidades-Estado em busca de cura.

Sistematicamente, porém, os santuários de Esculápio, deus da medicina e da cura, passariam a ser menos templos e muito mais escolas, onde conhecimentos e o método da observação e da experiência passaram a ser difundidos, particularmente na ilha de Cós, cidade natal de Hipócrates.

Os filósofos sofistas parecem ter desempenhado um importante papel nesse período; professores de "conhecimento" e retórica exercem grande influência em todo o mundo grego, exatamente no mesmo período em que os médicos hipocráticos itinerantes iniciam suas atividades.

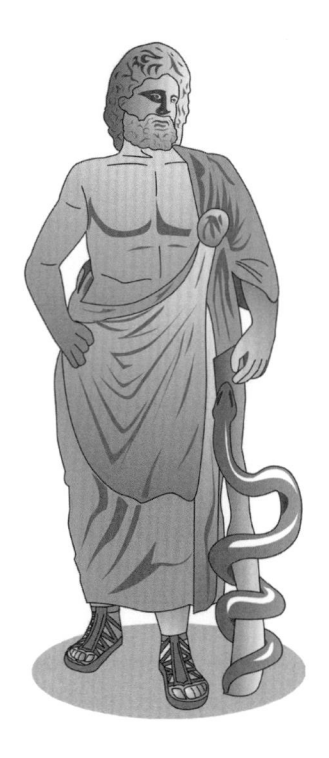

HIPÓCRATES RETRATADO COMO O DEUS ESCULÁPIO.

Os sofistas treinam seus alunos para construir argumentos convincentes, para diferenciar proposições fracas de raciocínios sólidos, desempenhando papel relevante no desenvolvimento do raciocínio científico.

As doenças passam a ser discutidas, em termos naturalistas, a partir dos escritos hipocráticos. O *Corpo hipocrático* é constituído de cerca de 70 livros escritos durante 300 anos. Descobrir se Hipócrates escreveu um, vários ou nenhum deles é um problema insolúvel com base nas evidências presentes, porém, sua descrição de diferentes doenças é impressionantemente precisa.

Além de incluir diferentes aforismos sobre a importância da experiência como base da medicina, o *Corpo hipocrático* apresenta discussões bem elaboradas sobre o caráter secular da epilepsia (recusando a pecha de "mal sagrado"), listas de alimentos com fins dietéticos, discussões sobre a importância da pulsação e a distinção entre veias e artérias, doenças femininas e da infância, cirurgia, anatomia, entre outros temas.

A teoria dos humores, que mais tarde se torna famosa, é abordada em *Sobre a natureza do homem*.[9]

# HIPÓCRATES

> **A vida é curta, a arte é longa, a experiência engana, o julgamento é difícil. Considerar o apreensível por intermédio da visão, do tato, do ouvido, do olfato, da língua e do pensamento, aquilo que se pode chegar a discernir por todos os meios que estão à nossa disposição.**
> Hipócrates (c. 460-370 a.C.)

Hipócrates nasceu na ilha de Cós por volta do século V a.C., sendo contemporâneo a Sócrates. Hipócrates é simbolicamente designado como o pai da medicina, representando, mais do que o seu ser, toda uma escola que retira do centro da discussão o sobrenatural e lida com a doença em termos científicos. Também é mérito dos primeiros hipocráticos a diferenciação entre medicina e filosofia no fim do século V a.C.

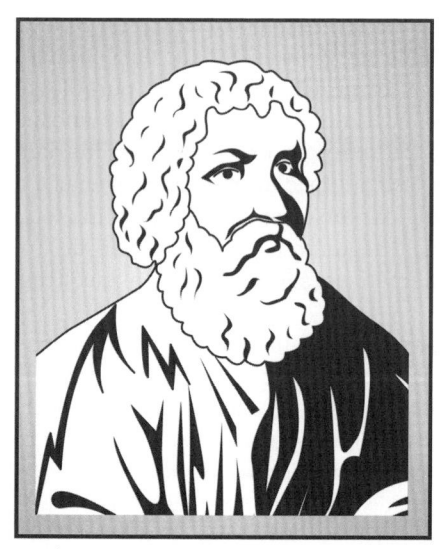

HIPÓCRATES

Como vimos anteriormente, a visão grega pré-socrática sobre o homem e o mundo passa por duas vias essenciais: o cosmos e os deuses. Hipócrates adota uma visão mais racional e rompe com os deuses em relação à medicina, deixando de lado as explicações divinas sobre a doença. A mutação da filosofia grega passa pelo estado da observação e da reflexão. A partir disso, Hipócrates sugere que as doenças são causadas por fatores do ambiente, da dieta, dos hábitos e da desregulação de elementos orgânicos.

Com Hipócrates e seus seguidores, o cérebro foi eleito o centro das funções mentais e de suas patologias, superando a postura cardiocêntrica de Aristóteles, que considerava o coração o centro das emoções humanas (hoje, provavelmente apenas os poetas seriam aristotélicos).

Pouco se conhece sobre sua vida. Platão, seu contemporâneo, refere-se a ele duas vezes, citando-o como um grande médico. Aparentemente, Hipócrates viajou por toda a Grécia e pela Ásia Menor praticando medicina e ensinando sua arte de modo itinerante. A maior parte de seus escritos parece ter sido divulgada durante o Período Clássico de Atenas, em que Péricles governava, Ictínio erigia o Partenon, e Fídias terminava sua Palas Atena em ouro e marfim e seu Zeus entronado em Olímpia.

A teoria hipocrática da doença, inspirada em critérios puramente materialistas, está baseada no conceito dos quatro fluidos essenciais (bile, fleuma, sangue e bile negra), que, em proporções corretas, ditariam a saúde humana, enquanto um desequilíbrio entre elas ocasionaria a doença. Esses quatro humores regulariam as emoções e, por fim, todo o caráter, colorindo os indivíduos, segundo a predominância de um ou outro fluido, em coléricos, fleumáticos, sanguíneos e melancólicos, respectivamente.

A escolha desses quatro humores tem estrita correspondência com o pensamento filosófico pré-socrático (Alcmenon de Crotona, Empédocles, Tales, Anaximandro, Anaximenes e Heráclito), buscando a origem do universo (cosmologia) na combinação de terra, ar, água e fogo, a chamada teoria dos quatro elementos. Assim tudo parecia fazer sentido, já que igualmente quatro são os sentidos, quatro são as estações do ano e quatro eram os principais órgãos conhecidos (baço, fígado, cérebro e coração).

A importância dessa teoria consiste na substituição da superstição pela biologia e na adoção de um modelo de observação clínica. O modelo dos quatro humores atingirá seu apogeu na teoria de Galeno.[9]

As doenças mentais parecem ter sido um de seus maiores interesses, ao formular sua primeira classificação, incluindo a melancolia, a mania e a paranoia. Sua descrição do quadro clínico da melancolia é clássica: "aversão à comida, falta de ânimo, insônia, irritabilidade e inquietação [...]", "se o medo ou a tristeza duram muito tempo, tal estado é próprio da melancolia".[10]

O termo "melancolia" (*melan*, negro, e *cholis*, bílis), "bile negra", citada anteriormente, está baseado na teoria dos quatro humores, propondo uma "intoxicação" do cérebro pela bile negra. Posteriormente, Hipócrates e Aristóteles diferenciarão a doença melancolia (*melancholia*) da personalidade melancólica (*Typus melancholicus*), indivíduos que teriam a depressão como uma característica de sua personalidade, e não como uma doença.[11] Um dos discípulos de Aristóteles, Teofrasto, ocupou-se do tema, e falaremos dele logo em seguida.

Mais tarde, a escola hipocrática ainda reconhecerá os quadros de *delirium*, as psicoses puerperais, as fobias e cunhará o termo "histeria" (ideia que existia desde os antigos egípcios).

A desregulação dos quatro fluidos essenciais do homem – sangue, bile, bile negra e fleuma – é responsável pela doença mental:

> A degeneração do cérebro ocorre pela ação da fleugma ou pela ação da bílis. Reconhecerás ambas deste modo: os que enlouquecem pela fleugma são tranquilos e não gritadores ou perturbadores, enquanto os que enlouquecem pela bílis são gritalhões, perversos e não pacíficos, mas que sempre cometem algo inconveniente. No caso em que a loucura seja contínua, portanto, estas são as razões. No caso em que terrores e medo se apresentem é por causa de um deslocamento do cérebro; desloca-se quando se aquece, e se aquece por causa da bílis, sempre que essa se dirige para o cérebro pelas veias sanguíneas do corpo; e o pavor será sempre presente enquanto ela não retornar às veias ou ao corpo. Então ele termina.[10]

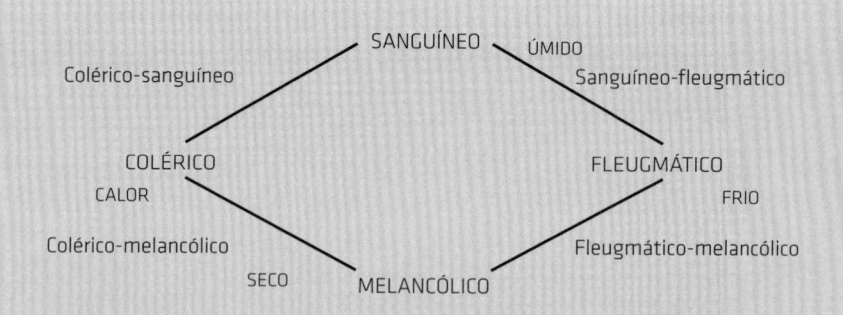

```
              SANGUÍNEO    ÚMIDO
Colérico-sanguíneo              Sanguíneo-fleugmático

      COLÉRICO                    FLEUGMÁTICO
   CALOR                                       FRIO

Colérico-melancólico            Fleugmático-melancólico
              SECO    MELANCÓLICO
```

| Humor | Qualidades | Elemento | Personalidade |
|---|---|---|---|
| Sanguíneo | Quente, úmido | Ar | Otimista, falante, irresponsável, gordo |
| Colérico | Quente, seco | Fogo | Explosivo, ambicioso, magro |
| Fleugmático | Frio, úmido | Água | Lento, corpulento, preguiçoso |
| Melancólico | Frio, seco | Terra | Introspectivo, pessimista, magro |

Assim, determinados os tipos de fluidos e a lógica pela qual seu desequilíbrio afeta o cérebro, Hipócrates caracteriza e classifica os tipos de loucura:

Conhecida como a teoria dos humores, Hipócrates une sua concepção racional e médica com a filosofia cosmológica grega, atribuindo valores dos elementos naturais e das estações do ano aos tipos de loucura. A patologia das doenças mentais para Hipócrates é clara: o comportamento se apresenta como sintoma, não como doença. A desregulação desses fluidos gera as doenças, que, por sua vez, causam mudança de comportamento nos indivíduos.

# ARISTÓTELES

Igualmente contemporâneo a Hipócrates, a quem, assim como Platão, também teceu elogios, Aristóteles (384-322 a.C.), embora filósofo, merece ser incluído na história da medicina, dado que suas ideias sobre a melancolia, e não apenas sobre ela, terão profunda influência na medicina durante séculos.

Aristóteles é o mais precoce exemplo de polígrafo; escreveu sobre tudo: do formato das conchas do mar (distinguindo os cetáceos dos peixes) à esterilidade, das especulações sobre a natureza da alma à meteorologia, dos primeiros elementos da botânica e da zoologia à poesia, sobre a teoria da arte até a interpretação dos sonhos.

Influenciado pelo pai médico, Nicômano, estudou medicina em sua terra natal, Estagira, ao norte da Grécia, antes de resolver abandonar tudo e partir para Atenas a fim de estudar na Academia de Platão.[12]

Platão morreu em 374 a.C., e Aristóteles, insatisfeito por não ter sido escolhido para ser o sucessor do mestre, abandona Atenas e passa a ser uma espécie de tutor, inicialmente de um tirano na Ásia Menor, em Asso, e posteriormente de Alexandre da Macedônia.

Casou-se, ao que parece, na meia-idade, com a jovem Pítia (provavelmente uma concubina) e, mais uma vez, mostrou sua genialidade ao opinar sobre sexualidade de forma nada preconceituosa para sua época ("em nada importa a virgindade antes do casamento, o que importa é a fidelidade posterior").

Em 339 a.C., funda, em Atenas, o Liceu, que compete com a Academia de Platão em cursos e na obtenção dos alunos. Aristóteles aparentemente foi abandonando, aos poucos, sua postura metafísica e platônica, passando a adotar uma postura crescentemente empírica e interessada naquilo que os gregos chamavam de história, isto é, pesquisa. Um de seus alunos, Eudemus, é responsável pela primeira história da medicina conhecida (poucos excertos sobreviveram).

A Academia de Platão era então dirigida por Xenócrates, conhecido por seu ascetismo e rigidez (Olavo Bilac retrata o desprezo que sente pelos prazeres sensuais na poesia *Tentação*, de Xenócrates).

Por ocasião de um forte movimento antimacedônico em Atenas, Aristóteles abandona a cidade definitivamente para evitar que os atenienses "assassinassem duas vezes a filosofia" (Sócrates já havia sido condenado à morte anos antes), sendo sucedido por Tirtamo de Lesbos (ou Teofrasto).

Em *Problemata*, Aristóteles questiona-se por que todos aqueles que se tornaram eminentes filósofos, políticos, poetas ou artistas têm claramente um pensamento melancólico. Essa visão era compartilhada também por Hipócrates, que a discute quando examina a suposta "loucura" do filósofo Demócrito de Abdera (um texto que pertence às inúmeras lendas sobre Hipócrates).

Essa minoria de pessoas não ordinárias teria um anormal excesso de bile negra, que as tornaria mais melancólicas, mais profundas em suas emoções e percepção da vida, o que as predisporia a desenvolver melancolia. Trata-se aparentemente da primeira visão dimensional da depressão, ou seja, da existência de um *continuum* entre a normalidade e a doença, muito antes do alemão Ernst Kretschmer.

> **Ninguém alguma vez escreveu, pintou, esculpiu, modelou, construiu ou inventou que não fosse literalmente para fugir do inferno.**
> Antonin Artaud[13]

Anthony Storr defende a mesma ideia de Artaud, afirmando que o trabalho do artista salva não apenas sua alma, mas também sua mente.

A associação entre depressão, doença bipolar (ex-psicose maníaco-depressiva) e criatividade não só foi redescoberta nos últimos anos, mas também foi valorizada em virtude dos estudos de Jamison.[13] O trabalho criativo pode ser não apenas uma forma de escapar da dor, mas também uma maneira de estruturar e disciplinar as emoções e os pensamentos caóticos, sugere Jamison. Aristóteles aprofunda-se mais nessa questão e fala do risco de essas pessoas em grande estado de abatimento abusarem de álcool ou tentarem o suicídio.

Merece destaque a obra de seu discípulo e sucessor, Tirtamo de Lesbos, também denominado Teofrasto, "o que tem o dom divino no uso das palavras" (c. 370-288 a.C.), grande botânico e autor de *Os caráteres*, a primeira tentativa conhecida de uma tipologia da personalidade, constituída por uma sequência de 30 retratos, cada um dedicado a um tipo humano. Embora sua leitura seja difícil e vários trechos tenham sido perdidos, é possível encontrar descrições muito agudas, como: o descarado; o mesquinho; o tagarela; o arrogante; e aquele que alguns identificam como o protótipo do caráter ou da personalidade depressiva, o eterno descontente:

> Queixa-se de Zeus, não porque chova, mas porque a chuva veio tarde demais [...].

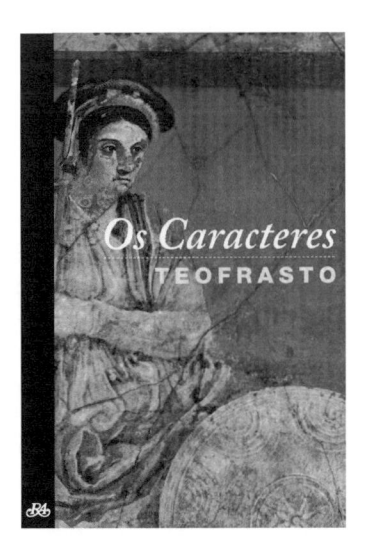

Chega alguém com uma boa-nova: "O teu filho já nasceu", e ele: "Pois pode dizer que meu patrimônio reduziu-se à metade [...]".

Depois de ganhar por voto unânime um processo, ainda censura quem lhe escreveu o discurso por ter passado em claro muitos argumentos de peso [...].[14]

O conceito de uma personalidade pré-mórbida (prévia) que predisporia à depressão seria descrito, quase 2 mil anos depois, como o *Typus Melancholicus* pelo psiquiatra alemão Hubertus Tellenbach (1914-1994), professor em Heidelberg.

Aristóteles morreu supostamente em 322 a.C., aos 62 anos, deixando ideias que influenciariam profundamente a filosofia medieval (São Tomás de Aquino considerava verdadeira heresia contrariar as ideias do estagirita) até o Renascimento.

Suas concepções médicas foram divulgadas no Oriente, por Avicena, e, na Espanha do século XII, por Averrois, este, assim como Aristóteles, um misto de médico e filósofo.

## ROMA

Roma é outro objeto de admiração da civilização ocidental. As heranças deixadas pelos romanos são quase tão vastas quanto as dos gregos. Com mais de um milênio de história (753 a.C.-476 d.C., com a queda do Império Romano do Ocidente), a Roma Antiga tem uma imensa carga de historicidade que didaticamente podemos dividir em três períodos: Reinado, República e Império e suas respectivas durações (753-509 a.C.; 509-27 a.C.; 27 a.C.-476 d.C.). Devido à tradição burocrática romana, foram produzidos muitos documentos oficiais, e, talvez por sorte, vários sobreviveram à erosão do tempo, possibilitando que analisássemos com mais precisão sua cultura.

O século II a.C. marca a ascensão do poder romano e a submissão total das cidades gregas à vassalagem e a abolição da democracia. A partir de então, a Grécia torna-se sucessivamente uma província do Império Romano, depois do Império Bizantino e, por fim, do Império Otomano, recuperando a liberdade do jugo turco (um dos mais cruéis de que se tem notícia) quase 2 mil anos depois. No entanto, a cultura grega fascina e impregna profundamente seus conquistadores: "A Grécia cativa tornou cativo o seu rude captor", disse o poeta romano Horácio.

Um evidente exemplo é o fato de que os 12 grandes deuses de Roma correspondiam aos deuses olímpicos gregos e com funções praticamente semelhantes: Júpiter (Zeus), Minerva (Atena), Juno (Hera), Marte (Ares), Ceres (Deméter), Netuno (Poseidon), Véstia (Héstia), Mercúrio (Hermes), Apolo (Apolo), Diana (Artemis), Vulcano (Hefestos), Vênus (Afrodite).

As artes romanas eram inspiradas nos gregos e nas velhas civilizações itálicas (como os etruscos). Costumes gregos, como a culinária, foram adotados prazerosamente pelos patrícios romanos (p. ex., a panificação). O teatro romano apresentava com frequência peças de origem grega.

O interesse pela medicina, porém, não acompanhou essa "helenofilia", e a visão romana pode ser constatada na frase do xenófobo Catão: "A medicina como a tragédia é uma arte grega".

Dessa maneira, é possível destacar uma verdadeira legião de médicos gregos bem-sucedidos, que começa por Asclepíades de Bitinia (c. 120-30 a.C.), misto de filósofo e médico que estabeleceu a medicina grega em Roma e o primeiro a diferenciar percepções sem objeto, as alucinações, das crenças ilógicas e irreais, os delírios. Nomes relevantes devem ser destacados, como Artemídoro de Éfeso, Sorano de Éfeso, Rufus de Éfeso, Arquígenes de Apameia, Areteus da Capadócia até se chegar ao grande Galeno (129-201 d.C.). A única exceção romana parece ter sido Celsus, o enciclopedista, muito influenciado por Hipócrates.

Sorano de Éfeso merece destaque pelas surpreendentes descrições clínicas nas áreas de ginecologia, pediatria e doença mental. Descreve em seus pacientes melancólicos sintomas que hoje chamaríamos de ideias de prejuízo e paranoides: "animosidade para com membros da família, por vezes exibindo o desejo de viver, e outras, o de morrer... suspeitas do paciente de que há um complô engendrado contra ele... choro sem razão...".[15]

Sorano é responsável pela primeira biografia conhecida de Hipócrates.

> Amarrá-los e trancá-los em quartos escuros é um deprimente espetáculo [...]
>
> Usar álcool e ópio para acalmá-los é curar uma intoxicação por outra [...]

Acreditar em sonhos, em pressentimentos e praticar rituais pode levá-los a negligenciar o verdadeiro tratamento dos doentes. [sobre como escolher pessoas adequadas para cuidar dos doentes (hoje já seria difícil!)].[15]

## ARETEUS DA CAPADÓCIA

Antes de falar de Galeno, Areteus da Capadócia deve ser aqui lembrado. Provavelmente contemporâneo a Galeno, Areteus viveu em Alexandria no século I d.C. (as datas de seu nascimento e sua morte não são conhecidas; em alguns registros consta 30-90 d.C. e, em outros, 50-130 d.C.). Foi o mais importante representante médico da Escola de Alexandria, profundo conhecedor das ideias hipocráticas, contrapondo-se a qualquer injunção não materialista sobre a origem das doenças. É conhecido como o primeiro a descrever doenças como a asma, a enxaqueca, a doença do colo irritável e até a síndrome de Gilles de la Tourette.

Apesar de seguir orientação predominantemente hipocrática, não foi adepto da teoria dos humores de Hipócrates. Aceitava que a bile negra exercia alguma influência sobre a melancolia, mas não que fosse fator determinante da doença. Discute a melancolia no capítulo V de seu livro *Sobre as causas e sintomas das doenças crônicas*, sendo talvez o primeiro a sugerir a unidade nosológica, em alguns casos entre dois polos, a mania e a melancolia, mencionando que seriam uma mesma doença de fases distintas.

Areteus, diferentemente do uso da época, empregou o termo "mania" não como sinônimo de loucura, mas de maneira bastante semelhante ao uso atual para estados de grande alegria, furor, excitação e ideias de grandiosidade.

Ele diferencia a melancolia causada biologicamente de outra, ocasionada por "reação depressiva" psicologicamente determinada, como a perda de um ente amado.

## GALENO

Galeno (129-201 d.C.), nascido em Pérgamo, região hoje da Turquia, produziu grandes estudos e muitas descobertas no campo da medicina,

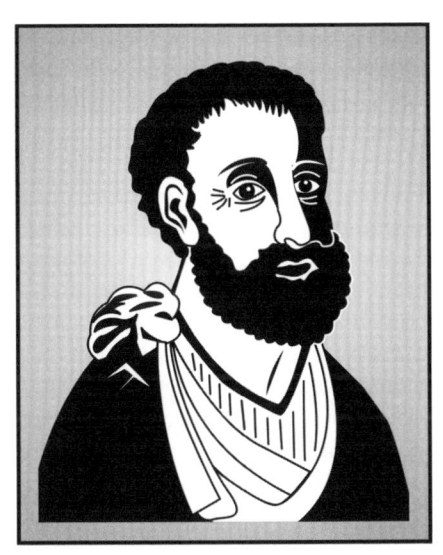

GALENO

sendo por muitos considerado o mais arguto e inteligente mestre da medicina antiga em Roma. Coube a ele unificar o conhecimento psiquiátrico acumulado desde o século V a.c.

Galeno chegou a Roma quando tinha 31 anos, durante o reinado de Antoninus Pius, e, por sua genialidade, logo se tornou médico do imperador e da alta classe romana. Buscavam-no pessoas vindas de todo o Império Romano: "da Ásia à Espanha e até a Trácia", em um momento em que Roma vivia sob o reinado dos imperadores da "paz", entre Antonino Pio e Cômodo.

Aparentemente, Galeno foi o médico de "consultório" mais bem-sucedido em Roma, bem como um escritor de sucesso, publicando mais de 500 trabalhos.

Entre outras descrições, demonstrou que as veias conduziam sangue, e não ar. Fez diversas experiências acerca do sistema nervoso central e periférico e foi o primeiro a afirmar que o corpo é controlado pelo cérebro.

Para Galeno, a alma era dividida em componentes: a alma externa, composta pelos cinco sentidos; a alma interna, constituída pelas várias habilidades cognitivas; a alma racional, centrada no cérebro; a alma irracional, encontrada no coração e no fígado, responsável pelas paixões. Galeno utilizou esse conhecimento na teoria dos quatro humores, de Hipócrates, adicionando condições alimentares para a desregulação dos fluidos.

Como a alma estava depositada no cérebro, as doenças mentais eram consequência de disfunções nesse órgão e em suas estruturas.

Em seu pequeno livro *O melhor médico é também um filósofo*, influenciado pela filosofia estoica, Galeno discute sobre as necessidades de crescimento filosófico do homem.[15]

Em *Sobre o diagnóstico e cura das paixões da alma*, discute como abordar nãos as doenças, mas os problemas da alma, por meio de algo que chamou "terapia verbal", ajudando o indivíduo a conhecer melhor suas emoções. O indivíduo que conduz o processo, ou terapeuta, deveria ser um homem, mais velho, sábio e que tivesse aprendido a controlar suas próprias paixões.[15]

Galeno acreditava que todos os melancólicos sofriam de medo e tristeza sem uma causa real.[15]

## CONDUTAS EM PSIQUIATRIA NO SÉCULO III

O misto de médico e filósofo grego em Roma, Atenas ou Alexandria pensaria no tratamento da melancolia de maneira predominantemente somática e com recursos obviamente muito limitados.

Desde tempos imemoriáveis, o *Homo sapiens* utiliza de forma empírica os vegetais para manter a vida e evitar a morte. A prática do consumo de certos tipos de plantas e ervas com propriedade terapêutica ou medicinal é observada durante a história em diversas civilizações. Mesmo sendo uma das formas mais primitivas de combate às doenças, sua eficácia é ainda testada em algumas situações.

Seja pela atribuição de propriedades mágicas ou medicinais, esses conhecimentos e o modo de utilizar as plantas são próprios de uma cultura popular.

Os gregos não deixaram de fazer uso das propriedades terapêuticas das plantas. Escolas de medicina criadas em colônias gregas enunciam a teoria da isonomia, que consiste na concepção de que a saúde humana depende do bom equilíbrio entre o "quente" e o "frio", sendo as doenças classificadas em um desses dois atributos. Uma vez determinada se a doença é "quente" ou "fria", o equilíbrio deve ser atingido por meio da alimentação, que também tem a mesma classificação, buscando, assim, o equilíbrio entre os dois elementos.

Os gregos codificaram um vasto catálogo de ervas e plantas curativas que serviriam de base para a medicina europeia por séculos. Uma vez combinados os conhecimentos terapêuticos das ervas com a teoria dos quatro humores de Hipócrates, a alimentação se torna um aspecto fundamental para a compreensão de todo tipo de doença para os antigos.

Algumas das plantas mais usadas foram o heléboro, o meimendro, a mandrágora e a beladona, além de purgantes recomendados para eliminar a bile negra.

As mais diversas dietas alimentares, a hidroterapia, a ginástica (particularmente caminhar) e massagens com objetivos laxantes complementaram a orientação terapêutica.

A hidroterapia ou os banhos medicinais, antecessores da prática vigente entre nossos avós de "retiro para estação de águas", poderiam ser compostos por cânfora, enxofre e outras plantas medicinais.

Diante de observações de que a doença melhorava após a menstruação (disforia pré-menstrual?), sugerem-se evacuações e sangrias (que permaneceram populares nos 1.500 anos seguintes).

Era recomendado um pouco de vinho diluído em água, como era costume dos gregos (provavelmente o vinho da época era muito concentrado), para aliviar a tensão.

Uma boa viagem para distrair o espírito, encantar-se com um novo amor ou, simplesmente, fazer sexo (como ainda sugerem os bem-intencionados) e acrescentar um pouco mais de atividade física eram vistos com bons olhos.

Era indicado ouvir música suave ou discussões filosóficas para relaxar, banir o medo e mudar os pensamentos, como já citado.

# 3
# A IDADE MÉDIA

> **Ou não sabeis que o vosso corpo é o templo do Espírito Santo, que habita em vós, proveniente de Deus, e que não sois de vós mesmos?**
> 1 Coríntios 6:19

Talvez o período mais repleto de fascínio e críticas seja o que conhecemos como Idade Média. Diferentemente da fama de "Idade das Trevas", o período medieval também apresentou grandes avanços com tecnologias mecânicas, o surgimento das cidades, a construção de universidades e o aumento do comércio.

Com um consenso de duração de um milênio, a Idade Média tem seu início no ano de 476, com a queda do Império Romano do Ocidente, e seu fim em 1453, com a tomada do Império Bizantino pelos turcos.

Costumamos dividir o período em Alta Idade Média (séculos V-XI) e Baixa Idade Média (séculos XII-XV). Por questões didáticas, neste capítulo trataremos o período da Idade Média como um todo.

Porém, para não negligenciar as especificidades dessas periodizações, faremos uma breve introdução sobre cada uma delas.

# ALTA IDADE MÉDIA

O fim do século V marca o encerramento de um longo processo de decadência do Império Romano, incapaz de sustentar seu território. As diversas e constantes invasões bárbaras (uma matilha enfurecida de godos, visigodos, germanos, burgúndios, alamanos, francos, entre outros povos) encontram sucesso e constroem seus novos domínios sobre as ruínas de Roma. A Alta Idade Média é um período marcado pela formação dos reinos germânicos pela Europa. Os diferentes aglomerados bárbaros – francos, visigodos, ostrogodos, vândalos, suevos – deitam raízes em vastos territórios, integrando parte da cultura romana e criando uma nova nobreza e um novo tipo de cultura.

Os povos bárbaros que se instalaram no antigo Império Romano não são mais aquelas civilizações rudes e vindas da floresta. Em seu longo percurso, apropriaram-se de culturas, artes e técnicas das civilizações com as quais tiveram contato, especialmente do mundo oriental.

Seja do mundo asiático ou do mundo romano do Oriente, os bárbaros aprenderam e cultivaram modos mais complexos de vivência do que os retratados pelos romanos invadidos. Contudo, grande parte do sucesso das invasões bárbaras se deve à própria população romana, cada vez mais pobre e esmagada por uma minoria rica e poderosa.

A Igreja Católica, já assentada desde o Império Romano, continua dando atenção aos seus negócios expansivos e cumulativos, criando laços, muitas vezes conflituosos, com os novos reinados bárbaros.

É curioso notar que muitas dessas nações bárbaras, apesar de uma minoria permanecer pagã, converteram-se ao cristianismo. O que poderia ser um laço religioso acaba se tornando uma áspera relação: apesar de se converterem ao cristianismo, não adotaram a ortodoxia, pelo contrário, adotaram o arianismo, considerado heresia desde o Primeiro Concílio de Niceia, em 325, convocado pelo então imperador romano Constantino I.

A partir desses diversos reinos e nobrezas espalhados pela Europa, surgem formas diferentes dos costumes romanos de organizar as sociedades, de trabalhar a economia e governar as terras. Com a instalação do modelo feudal, ruralizando a economia, as forças políticas e econômicas se concentram nos senhores feudais. O poder é descentralizado e fragmentado, as relações de suserania e vassalagem e o fortalecimento e crescimento do cristianismo são acompanhados pela formação de uma sociedade estamental e hierarquizada.

# BAIXA IDADE MÉDIA

Não há um consenso sobre quando se inicia a Baixa Idade Média. É certo que, a partir do ano 1000, notam-se mudanças no mundo do ocidente medieval, com o crescimento das populações em uma alta proporção. Em vista das ameaças muçulmanas em território europeu e da crescente intolerância católica, as famosas Cruzadas têm início. A partir dos saques feitos pelos cavaleiros e mercenários, somados ao domínio das rotas de comércio do Mediterrâneo, é desenhado um novo tipo de ofício e classe que dará origem à burguesia. As riquezas obtidas e acumuladas tornam-se produtos, comercializados nas famosas feiras medievais, enriquecendo de maneira rápida esses novos personagens medievais. A lógica do comércio começa a se formar, e a necessidade de um local apropriado e seguro para realizar as transações comerciais dá um importante impulso para a formação de novas cidades. Inicia-se um intenso êxodo rural e um processo conhecido como "renascimento urbano", colocando em crise o próprio sistema feudal. As cidades começam a se tornar centros de conhecimento e oportunidades, universidades são construídas, e uma nova estrutura social começa a surgir.

Simultaneamente ao renascimento urbano e comercial, a civilização do ocidente medieval sofria sérias crises que devastaram a Europa. Desastres naturais e o aumento da população geram uma crise de fome por conta do aumento dos preços dos alimentos – especialmente o trigo –, criando uma imensa população de esfomeados e miseráveis por toda a Europa. As cidades se tornam focos de epidemias e doenças; os tratamentos sanitários e o conhecimento médico seriam observados apenas séculos depois. A peste negra – peste bubônica – matou um terço da população europeia no século XIV, agravando ainda mais a crise feudal. A nobreza fica cada vez mais empobrecida por conta de sua mentalidade de entesouramento e investimento em aspectos não rentáveis – construção de igrejas, castelos, gastos com exércitos –, enquanto a nova classe de comerciantes enriquece, articula-se e organiza-se, ainda que de forma precária, compra títulos de nobreza e é inserida no tecido das relações de poder medieval.

## LEPROSOS, HOSPITAIS E MÉDICOS

Como consequência de todas essas mudanças, durante praticamente toda a primeira metade da Idade Média, há um abandono dos textos clássicos e um paulatino esquecimento do pensamento greco-romano sobre ciência e medicina e, por extensão, das primeiras ideias psiquiátricas.

Os estudiosos eram raros, assim como os textos, e a simples alfabetização era penosa em um mundo em que a organização dos Estados apresentava-se ainda de modo rudimentar.

Da mesma forma, o primado absoluto da fé cristã desestimulava qualquer estudo não relacionado às Escrituras, afinal, tudo estava aí, diziam. Na sociedade medieval, o corpo nada mais é do que um aspecto paradoxal entre o sagrado e o profano. O corpo medieval transita entre o templo do Espírito Santo e o pecado da carne. A tradição católica bíblica determina que o corpo do ser humano nada mais é do que um templo para a alma, um templo para a graça do Espírito Santo. O corpo é o reflexo da alma, portanto, a profanação do corpo nada mais é do que a própria degradação da alma. Isso implica uma imensa gama de fatores da vivência da cristandade: a luxúria, a vaidade, as tentações da carne são vistas como pecado, e a penitência só pode ser realizada por meio do próprio objeto pecaminoso, pela autoflagelação.

A medicina medieval é um retrocesso no processo de desenvolvimento de estudos quando comparado ao da Antiguidade. Textos foram perdidos, e os poucos letrados existentes eram da ordem religiosa, os monges. Além dessa restrição de leitores, a Igreja proibia qualquer tipo de estudo de anatomia pela dissecação de corpos, com o argumento de profanar o templo de Deus.

Portanto, o conhecimento médico durante a maior parte da Idade Média era confinado aos poucos textos remanescentes – principalmente textos hipocráticos –, concentrados nas mãos de religiosos, os únicos letrados do período. Os hospitais da época nada mais eram que estruturas religiosas destinadas aos cuidados dos enfermos. O misto de medicina e religião era parte do tratamento – ora utilizando conhecimento hipocrático, ora rezando e benzendo o doente –, e freiras tomavam o papel de enfermeiras, auxiliando os monges-médicos. Contudo, os monges eram proibidos de realizar quaisquer procedimentos cirúrgicos, e esse fato gera um processo de criação de um personagem muito curioso: o barbeiro-cirurgião. Acostumados ao trabalho de extração de dentes, os barbeiros que frequentaram os mosteiros e hospitais para realizar tais funções acabaram aprendendo alguns conhecimentos médicos com os monges. Dada sua proximidade prática e a impossibilidade de os monges realizarem qualquer tipo de operação cirúrgica, os barbeiros cumprem a função de cirurgiões e popularizam a prática, especialmente na realização de amputações.

Deformidades físicas também eram entendidas como uma transgressão. Diferentemente das tentações da carne e das vaidades, as deformidades físicas eram tidas como punições de Deus. Deforma-se o templo da alma para marcar o pecador. A hanseníase – mal de Lázaro – entra nesse contexto. Como uma das doenças mais propagadas durante a Idade Média, a hanseníase foi uma endemia que atravessou a história humana. Seu caráter contagioso, combinado com a deformidade física causada – quando não tratada –, cria uma verdadeira repulsa da sociedade medieval em relação aos leprosos. Diversos estigmas eram atribuídos aos portadores do mal de Lázaro: eram proibidos de entrar nas cidades, recebiam menor salário e eram completamente marginalizados, a ponto de ser criado um sistema de isolamento, de colônias de leprosos, comumente gerenciadas por monges.

Os leprosários constituem uma grande parte do imaginário medieval. Sempre isolados em montanhas, ilhas ou lugares remotos, os leprosos despachados eram completamente abandonados e excluídos, criando uma "sociedade alternativa", em que eles mesmos gerenciavam suas próprias vivências, situação essa que perdurou por muitos séculos em alguns países.

A escritora inglesa Victoria Hislop descreveu, em seu *best-seller A ilha*, o drama da comunidade da ilha de Spinalonga, próximo a Creta, na Grécia, onde, entre 1903 e 1957 (quando foi descoberto o tratamento para a lepra), eram degredados os doentes com lepra (hoje hanseníase).[16]

No Brasil, a partir da década de 1920 até o fim dos anos de 1940, mais de 20 mil hansenianos foram "caçados" e internados compulsoriamente em asilos. Um retrato emocionante desse período pode ser lido na biografia do escritor Marcos Rey, *Maldição e glória*, de Carlos Maranhão.

# DEUS, O DIABO E O MÉDICO

É certo, como dissemos, que os monges, particularmente os dominicanos e os franciscanos, estudavam medicina em seus monastérios e tentavam minimamente manter o conhecimento médico da Antiguidade.

Quando Cassiodoro (487-583) descreve o currículo de estudo dos monges, sugere que estudavam a teoria herbal, de Dioscórides, e os trabalhos de Hipócrates, Galeno e outros escritores gregos e latinos. Isso não significa que os monges desejassem ser médicos. Esses textos eram apenas uma pequena parcela de suas funções didáticas, e, de fato, o que importava era elaborar pequenos sumários dos textos, retirando qualquer tema que implicasse especulações teóricas, tornando-os simples, práticos e, principalmente, "cristianizados".

Thier,[17] citando o estudo de Penélope Doob sobre a loucura na Idade Média, considera o título do estudo – *Filhos de Nabucodonosor* – o mais adequado para retratar a época. Refere-se ao conto bíblico em que Deus, por causa da elevada soberba do rei babilônico Nabucodonosor, torna-o louco (ou transforma-o em lobo, segundo outras versões), e este passa a arrastar-se pelo palácio uivando. Esse exemplo de licantropia (do grego *licos*, lobo) é emblemático da relação entre o pecado e a loucura, a culpa e o castigo. O tema da licantropia será abordado mais adiante.

Bem, mas quanto à questão das compilações monásticas, provavelmente pouco ficasse do original, talvez apenas o suficiente para oferecer um atendimento mais piedoso do que técnico a pobres camponeses, viajantes e peregrinos que eventualmente visitassem o mosteiro. A ênfase, sem dúvida, era a cura espiritual.

Esses conhecimentos misturavam-se, na prática, a toda espécie de procedimentos mágicos locais e à subserviência à teologia.

O mundo ocidental mergulha, então, em uma nosologia que abandona órgãos e humores e que passa a se basear na culpa, no pecado, nas bruxas e em todas as formas que o demônio pudesse assumir. A medicina como profissão desintegra-se.

Cada doença identificada ou presumida tinha seu santo patrono, ao qual eram dirigidas as preces do paciente, de seus familiares e de amigos.

Lacey e Danzinger[18] nos dão um perfil muito interessante do que ocorria, por volta do ano 1000, na Inglaterra dos anglo-saxões (antes da invasão de Guilherme, o Conquistador).

Boa parte desses costumes é conhecida até hoje a partir dos escritos de Beda, o Venerável, ou Baeda (672 ou 673-75), monge de Nortúmbria, considerado o pai da história inglesa em função de sua obra mais popular, a *Historia Ecclesiastica Gentis Anglorum* (*História eclesiástica do povo inglês*), em que descreve a história de seu povo desde a chegada de Júlio César, com seus costumes e inclusive suas práticas de cura (muitas delas milagrosas pelas preces de homens pios).

Deus e o demônio deveriam fazer muita ginástica para exercer o dom da ubiquidade. Das menores regras higiênicas às doenças mentais, preces ao Divino deveriam ter o poder de afastar a imagem e a ação do morfético. Este, porém, estava em toda parte; demônios entravam na mente dos homens e os tornavam loucos, espreitavam o leito dos moribundos para roubar-lhes a alma.[19]

Se um pedaço de alimento caísse ao chão, o conselho era pegá-lo, fazer o sinal da cruz por cima, temperá-lo bem e comê-lo. O papa Gregório Magno, em seus *Diálogos*, conta o caso de uma freira que ia à horta

HISTÓRIA DA MELANCOLIA    63

do convento colher alfaces e as comia sem as devidas orações. O diabo escondia-se nessas alfaces, e, por isso, a freira se tornou endemoniada.[19]

Rezar, rezar sempre e adequadamente, afinal, a Bíblia está repleta de exemplos em que Jesus derrotava a doença por meio da fé. Rezas, rituais e até o uso de trepanações deveriam servir para tentar libertar o corpo dos demônios e dos elfos, seus malignos ajudantes.

Assim, a busca de uma cura no continente europeu, mais precisamente na Europa Ocidental, passa a significar uma peregrinação dolorosa atrás de um milagre divino. É famosa a história de Santa Dymphna, que, na pequena cidade de Gheel, perto de Bruxelas, cura dois doentes mentais exorcizando seus demônios. Gheel passa a ser, mesmo após a morte da monja, um centro de peregrinação em busca da cura, um verdadeiro frenocômio a céu aberto.

O médico medieval é um arremedo mal costurado, herdeiro de alguns conhecimentos greco-latinos, um herbanário (o livro do médico grego do século I, Dioscórides, sobre a ação terapêutica das plantas, foi usado até o século XVII), alquimista, mágico e até astrólogo.

A teoria dos humores, um dos poucos resíduos da medicina clássica, é ainda amplamente aceita, e a sua combinação em porções variadas explicaria, junto com os desígnios do Altíssimo, os diferentes estados emocionais. Quando os "humores" adequados predominam, as pessoas tornam-se alegres, sociáveis, felizes, ágeis, ousadas e ideais.

No entanto, se a bile negra prepondera, os indivíduos ficam sérios, até mesmo tristes e irritáveis.

A retirada desse "sangue ruim" continua incluindo a aplicação de sanguessugas ou até cortes nas veias, em geral acelerando a morte do infeliz.

A astrologia representava um dos instrumentos médicos de maior estudo e trabalho. Um cirurgião ou barbeiro-cirurgião deveria conhecer profundamente os signos do zodíaco que governavam cada parte do corpo, já que seria demasiado perigoso operar um paciente quando uma constelação inadequada fosse dominante no firmamento.[20] Médicos estudavam astrologia de maneira provavelmente mais sistemática do que qualquer outra área do conhecimento da época nas universidades medievais.

Na universidade de Bolonha, de grande reputação, por exemplo, estudantes de medicina tinham aulas específicas sobre a influência dos astros sobre o corpo humano.[21]

A distinção entre médicos e cirurgiões emerge na cultura medieval. Frequentemente os termos eram intercambiáveis até nesse caso. Quando a medicina se tornou um objeto de estudo na universidade, o sujo trabalho do cirurgião permaneceu distante. Médicos eram homens educados nas universidades e que praticavam a medicina interna, ao passo que cirurgiões e barbeiros-cirurgiões eram homens do povo. Cabia a estes últimos não apenas cortar cabelos, mas sangrar as pessoas.

## A MELANCOLIA E OS SETE PECADOS CAPITAIS

A partir do século IV, a Igreja passa a usar o termo "acídia", que, durante toda a Idade Média, foi abundantemente utilizado de maneira diversa, ora com sentido moral, ora com sentido médico.

O termo "acídia", derivado do grego "falta de cuidado", foi introduzido pelo monge Ioannes Cassianus, que estudou com São Jerônimo e posteriormente com São João Crisóstomo, em Constantinopla.

Os trabalhos originais de Cassianus colocavam a acídia como um dos pecados, porém, o termo foi empregado de maneira ampla e imprecisa para designar estados variados, como preguiça, apatia, indolência, negligência, desatenção, torpor, perda de força moral ou enfraquecimento geralmente transitório da fé em Deus.[22]

Alguns medievalistas entendem acídia, porém, mais como um termo medieval para a melancolia, próximo, quase indiferenciável, dos conceitos medievais de *tristitia* (tristeza) e *desperatio* (desespero), e resultante de um desequilíbrio dos humores em temperamentos predispostos.[23]

Outros acreditavam que, não importando o que designasse, a acídia estava inserida na demonologia da época. Caracterizava-se pela diminuição de atenção, perda da capacidade de resistir aos demônios, que, para suas finalidades condenáveis, tentam a todo momento brincar com os pensamentos e as paixões humanas. Acídia seria, assim, simplesmente sinônimo de demônio; para outros, o resultado final da entrega e da rendição.

Para São Tomás de Aquino, a melancolia, condição de acídia, primeiro vitimou monges cristãos solitários e eremitas, levando-os a abandonar o trabalho e suas obrigações e a passar a viver sob o "pecaminoso" descanso indolente. Parece que na época ninguém pensava em ócio produtivo.

São Gregório, o Grande (c. 540-604), inclui a acídia entre os sete pecados capitais, junto com o orgulho, ou soberba, a ira, a inveja, a gula, a luxúria e a avareza.

Estar tomado pela preguiça e pelo tédio é não olhar para a glória de Deus e não reconhecê-lo como senhor do universo.

O texto de São Tomás de Aquino, embora profundamente moralista em sua essência, revela certa tolerância com esses pobres pecadores e sua melancolia desesperada.

As próprias formas de penitência para o pecado da acídia (ou preguiça) eram mais benevolentes com este do que com os demais "pecadores", resumindo-se, em geral, à mera confissão.

As escrituras sagradas estão repletas de exemplos desse estado misto de preguiça, tristeza e inveja (diferentemente da inveja real, a acídia não deseja bens terrenos, mas tem inveja do bem divino). Jesus Cristo condena a acídia daqueles que, em uma festa, não partilham a oferta de alegria que Deus dá a todos nesse momento e preferem ficar em seus cantos, amuados.

Em resumo, é possível dizer que o termo designava três estados distintos: um estado doentio correspondente a melancolia, preguiça e indolência em relação às obrigações religiosas e a falta de devoção e adoração a Deus.

O conceito de acídia permanece ainda hoje no seio da Igreja Católica como um dos pecados contra a caridade, mas foi paulatinamente desaparecendo de outras fontes.

Ao longo dos séculos, é ainda possível encontrá-lo em Petrarca (que mudou o sentido do termo), Gogol (demônio do meio-dia em *Conto dos dois Ivans*), Walter Benjamim e em Aldoux Huxley, descrita como uma forma triste e aborrecida de olhar para a futilidade da vida.

> **A inércia, a acídia e o desânimo intoxicam a existência e conduzem-nos involuntariamente ao desgosto e ao mal.**
> A. Austregésilo e Rodrigues Lima (1876-1960)

> **Na melancolia banha-se o diabo.**
> São Jerônimo (347-420)

## A INQUISIÇÃO MEDIEVAL

Nos séculos iniciais do cristianismo, atitudes e pensamentos divergentes da doutrina oficial eram punidos com a excomunhão, ou seja, apartados da comunidade eclesiástica. Desagradável, porém, ainda nem sempre doloroso.

Quando, no entanto, o cristianismo é instituído por Constantino como religião oficial do Império Romano, e, posteriormente, Teodósio proíbe totalmente os cultos aos antigos deuses pagãos, a religião passa a ser também um fator de coesão e união política, bem como um mecanismo de dominação do papado, tornando qualquer divergência muito perigosa.

Em alguns casos, para assegurar um completo controle, a aliança do poder político com as estruturas inquisitoriais era enorme. Na Espanha, por exemplo, onde o tribunal da Inquisição era totalmente subordinado ao poder monárquico, essa aliança foi vital para que o rei controlasse os seus súditos.

As penas já a partir das primeiras perseguições aos donatistas nos séculos IV e V incluíam, além da excomunhão, o confisco dos bens (para a Igreja, claro) e até mesmo a condenação à morte (já quase cem anos antes passaram a ser comuns os casos de aprisionar e queimar os hereges, particularmente os cátaros e os albigenses).

A Inquisição na Igreja Católica oficialmente começa em 20 de abril de 1233, com o Papa Gregório IX (1145-1241) instituindo os inquisidores papais e escolhendo-os entre os dominicanos (ordem criada por seu antecessor, Honório III), que considerava a ordem mais confiável para a execução dessa "nobre missão".[24]

Sucessivos ajustes nos métodos foram sendo introduzidos pelos papas posteriores, como a possibilidade da tortura e da privação alimentar nos interrogatórios (Inocêncio IV, em 1252) até a instituição da Sagrada Congregação da Inquisição Romana e Universal, ou Santo Ofício, pelo Papa Paulo III, em 1542.

De fato, a Inquisição nunca foi uma instituição unitária e homogênea, e sim uma barbárie com características culturais peculiares segundo o local. As diferenciações regionais, na verdade, criaram "Inquisições" em vez de uma única Inquisição. De fato, a Suprema Espanhola foi muito diferente do Santo Ofício Romano, e este, do Conselho Ducal de Munique, por exemplo.

Embora hoje não se condene mais à morte, o espírito inquisitivo está presente na censura atenta que a atual Congregação para a Doutrina da Fé exerce, mas essa é outra história.

Os exemplos históricos de diferentes homens com ideias divergentes, como Galileu Galilei, Giordano Bruno (queimado vivo no Campo dei Fiore, em 1600), Pietro d'Albano e tantos outros, mostram que não se vivia em uma época que estimulasse o pensamento científico.

Aliás, o que ocorreu ao médico e filósofo Pietro d'Albano, menos conhecido que Galileu ou Giordano Bruno, é um bom exemplo de como um *referee* da época reagia diante de novas ideias.

Pietro d'Albano (1257-1315) foi professor de medicina e filosofia na Universidade de Paris e posteriormente em Pádua. Tornou-se profundo conhecedor e admirador da arte grega e árabe após ter viajado a Constantinopla para estudar, na língua original, os textos de Galeno e Avicena. Seu trabalho mais famoso, *Conciliator Differentiarum*, é uma tentativa de conciliar as ideias médicas e filosóficas de árabes e gregos.

Pietro d'Albano e seu colega médico e poeta Francesco Simeone (dito Cecco d'Ascoli, 1269-1327) foram queimados porque defendiam, entre outros "desatinos", a ideia de que a Terra era redonda. Para os inquisidores, a Terra era uma chapa. Admitir a ideia de uma Terra redonda é admitir que a Bíblia e a Igreja estivessem enganadas.

É muito difícil mapear os crimes humanos e intelectuais cometidos pela Inquisição. Antônio Joaquim Moreira, citado por Alberto Dines,[25] o primeiro a organizar a documentação do Santo Ofício no século XIX, afirma que "saber tudo quanto praticou a Inquisição é impossível, porque ela mesma o ignora".

> Assim como não se pode receitar a todos os doentes a mesma medicação, também não se pode empregar para heréticos de diferentes seitas o mesmo interrogatório. Há um método particular indicado para cada caso. Por consequência, O Inquisidor, prudente médico de almas, procederá com precaução de acordo com as pessoas que interrogará e a qualidade de quem investiga. (Bernardo Gui, *Primeiro manual dos inquisidores*, século XIV).[26]

O pouco conhecimento psiquiátrico e o vasto e asfixiante domínio clerical levaram a uma distinção mínima entre heréticos e doentes mentais, merecendo ambos a mesma punição. De fato, o melhor e mais difundido tratamento psiquiátrico na Idade Média e, mais ainda, na Idade Moderna era a fogueira.

Essa não é apenas uma afirmação jocosa do autor do livro *Manual dos inquisidores* (*Directorium Inquisitorium*). A leitura do *Manual* não deixa dúvidas a respeito da asserção.

Escrito por Nicolau Eymerich, em 1376, e revisado por Francisco de La Peña, em 1578, ambos dominicanos, o *Manual dos inquisidores* divide-se em três partes: "Jurisdição do inquisidor", "Prática inquisitorial" e "Questões referentes à prática do Santo Ofício da Inquisição". Na última parte, um subcapítulo denominado "Os dez truques dos hereges para responder sem confessar" trata da doença mental ou de uma suposta doença mental do pobre candidato a herege. Veja:[27]

> A questão de se fingir de louco merece uma atenção especial. E caso se tratasse, por acaso, de um louco de verdade? Para ficar com a consciência tranquila, tortura-se o louco, tanto o verdadeiro como o falso. Se não for louco, dificilmente poderá continuar a sua comédia sentindo dor. Se houver dúvidas, se não for possível saber se realmente se trata de um louco, de toda maneira, deve-se torturar, pois não há por que temer que o acusado morra durante a tortura (*cum nullum hic mortis periculum timeatur*). Mas se o herege continuar blasfemando como um louco durante a tortura, mesmo quando for conduzido para execução, não haverá como suspendê-la para fazê-lo arrepender-se, de modo a que perca a vida, sem perder também a alma? Parece-me que sim. Mas é preciso lembrar que a finalidade mais importante do processo e da condenação à morte não é salvar a alma do acusado, mas buscar o bem comum e intimidar o povo (*ut alii terreantur*). Ora, o bem comum deve estar acima de quaisquer outras considerações sobre a caridade visando ao bem de um indivíduo.
>
> E o que fazer quando o acusado for mesmo louco? Ficará preso enquanto não recobrar a razão: não se pode mandar um louco para a morte, mas também não se pode deixá-lo impune. Quanto aos bens do louco, vão para as mãos de um procurador ou dos herdeiros, porque a loucura, após o crime, pode retardar o castigo físico, mas não o livra da perda dos bens.

> Defenda-te da amizade de um louco, de um judeu ou de um leproso.
>
> (Inscrição na porta de um cemitério parisiense)[27]

## INQUISIÇÃO DA IDADE MODERNA

Realçamos de novo que, diferentemente do que popularmente se imagina, a famosa caça às bruxas, as grandes perseguições e o "império do medo" são produtos de séculos seguidos à Idade Média. A Inquisição moderna – da Idade Moderna – é muito mais agressiva e intensa do que sua origem medieval.

Nesse período, os principais alvos da Inquisição são os protestantes e os cristãos-novos (judeus convertidos). Essa fase agressiva do Santo Ofício se deve ao fato de ser uma resposta à Reforma Protestante. A Igreja Católica vê a necessidade de uma reforma – conhecida como Contrarreforma – de suas doutrinas a partir da perspectiva da intensificação e potencialização da ortodoxia. A partir desse movimento de reformas e da intensa atividade inquisitorial, diversos autos de fé – "espetáculos" públicos da purgação dos condenados – e fogueiras foram frequentes, não só na Europa, mas também em suas colônias, inclusive no Brasil.

Além dos protestantes e cristãos-novos, a Inquisição Moderna também ficou conhecida pela caça às bruxas. É definido no imaginário cristão um estereótipo para as bruxas: mulheres, geralmente velhas, isoladas, adoradoras do diabo, habilidosas na produção de poções e manejo de ervas, envolvidas em orgias e rituais com outras mulheres – bruxas – e praticantes de feitiçarias. Eram normalmente acusadas de bruxarias as viúvas, as mulheres ligadas à tradição de religiões pagãs, párias da comunidade e portadoras de algum tipo de doença mental-neurológica.

Outro grupo que foi alvo da Inquisição foram os clássicos "físicos": Giordano Bruno, Galileu, Nicolau Copérnico, Johannes Kepler e muitos outros foram perseguidos e, alguns deles, condenados e queimados na fogueira pela Inquisição.

Esses homens trazem, com suas ideias, uma forte característica do Renascimento, o rompimento com o modelo teocêntrico. O modo de pensar e perceber o mundo passa gradativamente a sair da órbita religiosa, em que Deus é o centro do universo e criador de todas as coisas, para a busca de explicações racionais e científicas.

Por tais conjecturas, eram não apenas perseguidos como também censurados em suas obras.

É compreensível a razão da "lenda negra" criada sobre a Inquisição: uma instituição perversa, destinada a queimar aqueles que a contrariarem. No entanto, por mais que, de fato, muitas pessoas tenham sido queimadas vivas pela Inquisição, é um exagero imaginar que a maioria compartilhou desse destino.

Os autos da Inquisição que sobrevivem até hoje nos mostram que uma parcela muito pequena dos condenados foi queimada viva. Apesar de muitos processos inquisitoriais, diversos inocentados e milhares de condenados, grande parte daqueles que caíram nas malhas da inquisição foi punida de formas mais "leves", como humilhação pública ou confisco dos bens.

O processo realizado pelos inquisidores era extremamente burocrático e longo. No entanto, sua má fama é justificada pelas torturas legitimadas e sistematizadas, a criação de um ambiente e imaginário de medo que permeava e controlava as pessoas por onde o Tribunal do Santo Ofício passava. Com respeito ao destino de pacientes psiquiátricos na mão de inquisidores, Zilboorg,[28] Alexander e Slesnick[29] e Jackson [23] colocam a bruxaria, a demonologia e a possessão como possíveis acusações que levariam portadores de transtornos psiquiátricos a serem julgados como hereges. Porém, essa posição não é unânime e vem sendo recentemente revista.

Kroll e Bachrach,[30] psiquiatra e historiador da Universidade de Minnesota, respectivamente, questionam esse estereótipo. Examinando 57 descrições de doença mental (loucura, possessão, alcoolismo e epilepsia) de crônicas e biografias de santos na era pré-Cruzadas, esses autores encontraram apenas nove casos (16% do total) descritos como resultantes de pecado ou forças sobrenaturais. As fontes medievais consultadas associam a doença mental com desequilíbrio hormonal, dieta inadequada, alterações climáticas, trabalho físico excessivo, luto e abuso de álcool. Os textos medievais são complexos e não retratam a realidade com fidelidade. É perigoso construir uma nosologia em termos modernos, bem como entender o uso das metáforas (ou se de fato o são) e a tradução exata dos termos latinos.

## AS BRUXAS

A história das bruxas começa na Antiguidade grega, portanto, muito antes das ideias da Idade Média.

A ideia de "bruxa" parece estar ligada à deusa grega Artemis (ou Diana para os romanos), que assume também outros nomes, como Selene ou Hécate, a soberana da alma dos mortos. Nas noites de luar, a deusa aparece nas encruzilhadas dos caminhos rodeada de almas e de cães horrendos a ladrar medonhamente. Seus adoradores reuniam-se nesses locais com oferendas e sacrifícios, primeiro na região grega da Tessália e, posteriormente, por toda a Grécia e Roma.

Na Grécia ou em Roma, pede-se ajuda à deusa Selene pelos mais diversos motivos. Como está associada à noite, pede-se sua ajuda fazendo sacrifícios à lua (daí lunáticos).

Como citado anteriormente, é difícil fazer uma avaliação precisa da quantidade de vítimas da Inquisição acusadas de bruxaria. No entanto, uma estimativa incluindo as mulheres executadas na França, na Alemanha, na Itália, na Suíça, na Espanha e em colônias do Novo Mundo cita números assombrosos, entre 70 e 300 mil vítimas. Quantas dessas pobres criaturas eram psicóticas, deprimidas, mitômanas, com crises dissociativas ou qualquer outro quadro psiquiátrico é muito difícil ou talvez impossível saber.

> **E descobri que a mulher é mais amarga que a morte... Quem quiser agradar a Deus escapará dela, mas o pecador nela ficará preso.**
> Sobre o mal e a mulher, Eclisiastes, 25,26

## *MALLEUS MALEFICARUM*

O *Malleus Maleficarum*, ou Martelo das Bruxas, em português, é um tratado escrito por um clérigo alemão chamado Heinrich Kramer, no fim do século XV, cujo conteúdo é um manual de como identificar, combater e processar uma bruxa. Também apresenta uma definição teológica e explicações acerca da bruxaria. Apesar de escrito por um clérigo, não era um texto oficial da Igreja, porém, foi adotado por diversos de

**A história a seguir é paradigmática.**

Countances, uma pequena cidade do noroeste da França, em 1651, presencia um fato corriqueiro: a tortura e o interrogatório cruel de mais uma pobre velhinha sexagenária, acusada de bruxaria.

Não fosse pela longa história repleta de eventos curiosos, Marie Vallés seria a enésima velhinha torturada a ser esquecida.

Sua história começa aos 20 e poucos anos, após dançar com uma jovem em uma festa, tornando-se motivo de comentários maldosos na aldeia. Passa mal, tem crises nervosas... não consegue dormir. Um curandeiro é chamado para examiná-la, dá-lhe de beber um filtro e tenta estuprá-la. Marie luta e consegue, por fim, resistir.

Seu estado progressivamente piora, chora o tempo todo, não consegue dormir, não come, arranca os cabelos desesperada, deseja a morte. Depois de três anos de longo padecimento, o bispo de Countances submete-a a exorcismo e interrogatórios, mas o "diabo", teimoso, não deixa o corpo dela.

Denunciada como bruxa, é levada a Ruan, que tem a infausta fama de ser a terra de bruxas e demônios (onde as ruas ainda hoje lembram Joana D'Arc).

seus membros como um manual a ser seguido. Poucos anos após sua publicação, a Igreja condenou o escrito como falso, mas seu uso e sua leitura continuaram sendo populares na Europa.

Dividido em três seções, o *Malleus Maleficarum* abrange as mais diversas questões, explicações e formas de conduta perante a bruxaria. Segundo Kramer, a bruxaria necessita de três elementos fundamentais: intenções malignas da bruxa, o pacto com o diabo e a permissão de Deus, sendo esta última um dos mistérios da fé. Diferentemente de concepções anteriores acerca da bruxaria, que era vista como um conceito abrangente e essencialmente pagão, o *Malleus* compreende as bruxas como agentes antirreligiosos – anticristo – e malignos, como uma oposição direta à Igreja, ao cristianismo e a Deus. Acusadas de infanticídio e

Novos interrogatórios e novos sofrimentos se sucedem em vão. A partir de 1614, passa a viver reclusa em oração, pede insistentemente a Deus que a puna, que a deixe experimentar todas as penas do inferno e sua própria ira colossal.

A história é um misto de crises convulsivas (?), conversivas (?), êxtases místicos e a certeza de que deve sofrer todos os males do mundo por carregar uma culpa eterna, que não oferece salvação.

Seus biógrafos descrevem um estado que dura longos 12 anos. Passado esse período, aos 43 anos algo acontece: passa a ter visões grandiosas e diz que seus gestos podem destruir todos os pecados e os pecadores. Dizem que se tornou libertina...

Novamente seu comportamento escandaliza a Igreja, e a Santa Inquisição não pode permitir sua devassidão.

Em 1655, aos 65 anos, no final da vida, tem nova transformação. Cessam todas as experiências dolorosas, parece uma criança, brinca, chama a terra de "minha querida mãe", ri, está ativa e cheia de saúde, apesar de tudo.

A tentação é grande, mas não devemos nos aventurar a fazer diagnósticos com os olhos do presente, até porque nos faltam dados. Se faltam informações, a história, porém, tem indelevelmente o gosto da época.[31]

canibalismo durante seus encontros – os sabás –, de lançarem feitiços contra os homens, de fazerem pactos com o diabo e manter relações sexuais com ele em orgias banhadas a sangue, as mulheres tidas como bruxas ganham a imagem de algo a ser combatido, sendo dever de um bom cristão denunciá-las e combater.

As pessoas acusadas de bruxaria, em sua grande maioria, eram mulheres. A justificativa para isso era a de que elas são mais suscetíveis às tentações demoníacas por conta da fraqueza natural de seu gênero. Acreditava-se que as mulheres tinham uma fé mais fraca e que cediam aos desejos carnais com mais facilidade do que os homens. Lembremos que estamos falando de um mundo em que a mulher é completamente submissa e, muitas vezes, desprezada pelos homens, um mundo patriarcal, profundamente machista. Qualquer mulher que não se comportasse como o esperado ou ultrapassasse o decoro da época era passível de ser considerada uma bruxa. É importante ressaltar que, apesar dessa visão sobre a mulher, é evidente que existiam mulheres, personagens femininos, de forte personalidade que se desviavam do padrão e se faziam presentes na sociedade. Infelizmente há uma escassa – quase inexistente – documentação sobre tais mulheres durante a Idade Média e o Antigo Regime. Houve, porém, também homens acusados de praticar bruxaria, em uma escala bem menor do que as mulheres. O *Malleus Maleficarum* condenava e falava também sobre esses homens bruxos.

## MAGNUS EXORCISMUS

Não é novidade ou surpresa afirmar que a Idade Média é profundamente marcada por uma mentalidade religiosa e, sobretudo, cristã. A verdade absoluta e incontestável vem da Bíblia e da Igreja; todas as coisas passam pelo circuito da mentalidade religiosa. Estamos falando de uma época e de pessoas cujos objetivos de vida eram voltados a Deus, e cujo maior medo era o medo do inferno. As doenças não ficavam livres do julgo religioso, principalmente as doenças mentais. Não mais como uma punição divina, a loucura na Idade Média é vista como obra do diabo. A epilepsia, os lunáticos, frenéticos, insanos, melancólicos; os personagens da Idade Média aflitos por doenças nervosas e mentais são tratados em um misto de repulsa e tolerância.

Para a cristandade e a Igreja, as obras do diabo devem ser combatidas a qualquer custo. Sendo constantemente tentados ao pecado, os homens às vezes podem ser abatidos por possessões demoníacas e o único remédio são os exorcismos. Assim que os comportamentos "anormais" e "diabólicos" se manifestam – comportamentos esses hoje relacionados a doenças mentais –, os familiares procuram o auxílio da Igreja para combater os diabos.

O Ritual Romano – conjunto de rituais litúrgicos da Igreja Católica – contém as diretrizes, as regras, os modos e os dizeres para o exercício do exorcismo. Como um manual, o exorcista tem etapas a seguir e critérios a atender. Destacamos, a seguir, um trecho retirado do Ritual Romano, reformado por decreto do Concílio Ecumênico Vaticano II e promulgado por autoridade do Papa João Paulo II:[32]

O exorcista, no caso de se falar de alguma intervenção diabólica, antes de mais proceda necessariamente com a maior circunspecção e prudência. Em primeiro lugar, não creia facilmente que seja possesso do demônio alguém que sofra de alguma doença, especialmente psíquica. Também não aceite imediatamente que haja possessão quando alguém afirma ser de modo peculiar tentado, estar desolado e finalmente ser atormentado; porque qualquer pessoa pode ser iludida pela própria imaginação. Esteja ainda atento, para se não deixar iludir pelas artes e fraudes que o diabo utiliza para enganar o homem, de modo a persuadir o possesso a não se submeter ao exorcismo, sugerindo-lhe que a sua enfermidade é apenas natural ou do foro médico. Examine exatamente, com todos os meios ao seu alcance, se é realmente atormentado pelo demónio quem tal afirma.

Apesar de atualizado no fim do século XX, esse trecho nos serve de ilustração sobre como se deveria desenvolver o ritual do exorcismo. É claro que, durante a Idade Média, sem o advento da medicina, todo sintoma de doença mental era tratado como uma possessão demoníaca.

## OS ÁRABES

O mundo ocidental tem feito muito pouca justiça à influência que os pensadores árabes exerceram na história da medicina.

Antes de Maomé (570-632), o conhecimento médico dos povos árabes era rudimentar, pois estavam diluídos em diferentes tribos beduínas, nômades, animistas, que estavam sempre guerreando entre si. O único contato com outros povos era o escasso convívio com as caravanas que cruzavam o deserto. Contudo, Hunain Ishaq (194-264) vertera para o árabe alguns livros da doutrina hipocrática e textos de Galeno e escrevera, principalmente, o primeiro manual sobre doenças oculares.

Unificadas pelo profeta e inspiradas pela mesma fé, as cidades floresceram, e as guerras de conquista levaram ao contato e à tomada de outros povos. Rapidamente conquistaram toda a Mesopotâmia, a Síria, a Palestina e, por volta do ano 642, anexaram o Egito e a Pérsia. Em torno do ano 711, os exércitos árabes haviam ocupado todo o Norte da África até o Oceano Atlântico.

Cruzando o estreito de Gibraltar, tomaram o reino visigodo na Espanha, construindo um império que se estendia dos limites da Índia ao Oceano Atlântico, o maior império territorial desde os tempos de Alexandre, o Grande.[33]

Quando a fase mais ativa dessas conquistas diminuiu (por volta do século VIII), os árabes desviaram suas atividades para as mais diferentes áreas do conhecimento.

No prólogo geral dos seus *Contos de Canterbury*, Chaucer (1342/3?-1400), que havia viajado pela França e pela Itália em função diplomática, inclui quatro árabes como grandes autoridades médicas: Jesu Halij (Ibn Isa), Razi (al Razi ou Rhazes), Avicena (Ibd Sina ou Avicenna) e Averrois (Ibn Rushd ou Averroes).[34] A inclusão desses homens, longe de querer evidenciar um pedantismo ou certo exotismo aos seus contos, significava apenas o reconhecimento a essas grandes autoridades médicas, cujos livros e ideias eram usados nas escolas médicas da Idade Média. Depois da queda do Império Romano do Ocidente, quase todo o conhecimento grego na Europa ficou recluso ou se perdeu, e os hospitais das ordens monásticas passaram a ser praticamente apenas depósitos de doentes à espera da cura ou, mais frequentemente, da morte, "caso esse fosse o desejo de Deus".

Enquanto isso ocorria, a medicina era a primeira ciência grega estudada profundamente nas escolas islâmicas. Em uma época em que aprender e pensar havia se transformado em heresia na Europa, pensadores encontraram refúgio no mundo árabe. O melhor exemplo é a fuga dos nestorianos, em sua maioria gregos, membros da seita fundada pelo Patriarca de Constantinopla, Nestor, em 428, para o Oriente. Perseguidos como hereges e excomungados, migram para Al-Ruha, na Síria, onde fundam sua escola médica. Porém, novamente, são perseguidos pelos bizantinos e, em 489, migram finalmente para a Pérsia, onde fundam outro hospital, em Jundishapur.

Após o fechamento definitivo da Academia de Platão, em 529, muitos de seus professores também encontraram refúgio em Jundishapur, junto aos nestorianos, divulgando ainda mais os trabalhos de Hipócrates, Dioscórides, Ribasius, Paulo de Aégina, Galeno e outros médicos gregos, como Asclepíades (muito interessado em doenças mentais). A partir da dominação islâmica da Pérsia, em 636, a escola de Jundishapur torna-se o primeiro grande centro médico do mundo islâmico.

Com a ascensão da dinastia árabe dos Abássidas (descendentes de Abbas, tio paterno do profeta) ao poder e a posterior fundação de Bagdá (762), inicia-se o movimento greco-árabe de tradução, que dura pouco mais de dois séculos, quando se inicia um lento e vagaroso declínio dessa dinastia até ser dominada pelos mongóis em 1258.

Al Mansur (754-75), seu filho Al Mahadi (775-85), Harum al Rachid (786-809), o califa imortalizado nas *Mil e uma noites*, e seu filho, al'Mamun (813-833), estabelecem em Bagdá um centro para tradução de obras gregas antigas e atuais vindas do Império Bizantino e transformam a capital da Pérsia no centro de artes e ciências mais importante do mundo na época.

Ao fim do século X, quase todas as obras científicas e filosóficas gregas disponíveis estavam vertidas para o árabe, incluindo astrologia, anatomia, alquimia, física, teoria musical, matemática, filosofia e medicina.

Para se ter uma ideia do que isso poderia representar em termos de volume de trabalho, pode-se citar que a edição das obras completas de Galeno para o alemão por Kuhn e a edição da Academia de Berlim sobre Aristóteles, pequena fração do que foi traduzido para o árabe, compreendem 74 alentados volumes. Gutas[35] destaca que, diferentemente do que se poderia pensar, esse movimento não é fruto de um pequeno número de abnegados intelectuais ou exóticos califas, mas de toda uma sociedade envolvida cultural e financeiramente. Califas, príncipes, servidores civis, militares, mercadores, banqueiros, religiosos, sábios de todas as matizes e cientistas participavam ativamente do processo.

Com base nesses conhecimentos, hospitais árabes não apenas se disseminaram por todo o mundo islâmico, oferecendo o melhor atendimento da época, como criaram dentro desses hospitais enfermarias especializadas para doenças gerais (febres e problemas intestinais), oftalmologia, cirurgia, ortopedia e para doenças mentais.

Alguns desses hospitais acoplados a escolas médicas tornaram-se famosos, como o de Bagdá (o maior de todos); o do Cairo; o de Noorie, em Damasco; e o de Fez, no Marrocos. Baseados no que Hipócrates chamava de *Akhssendokin*! (hotel, hospedagem), os árabes criaram os bimaristans (do persa *bimar*, doenças, e *stam*, local), o protótipo do ensino de residência médica e hospitais-escola.

Os árabes frequentemente identificavam a doença mental e utilizavam uma velha expressão islâmica, ainda usada em árabe: *Al-Funum Funun*, que pode ser traduzida como "loucura de todos os gêneros". Os textos árabes da época contêm abundantes descrições e discussões a respeito da melancolia, e, aparentemente, esse era o mais comum transtorno psiquiátrico identificado.

Al Razi, ou Rhazes (c. 865-925 d.C.), diferencia os estados confusionais (*Ikhtilat*) secundários à febre das doenças físicas da melancolia, em que não há perda da razão, mas apenas uma perda do "rumo". Al Majusi afirma que a doença é hereditária e descreve um subtipo de melancolia que denomina licantropia.[36]

> **E não confieis aos néscios vossas propriedades de cuja administração Deus vos encarregou. Mas alimentai-os e vesti-os e falai-lhes com brandura.**
> Corão, Sura 4:4

A medicina árabe aceitava e aplicava a teoria galênica dos quatro humores e acreditava na ideia grega de que sua suposta mistura em várias proporções levaria a diferentes temperamentos, bem como à melancolia.

Nem bruxas francesas, nem demônios italianos, nem o sobrenatural espanhol; a melancolia seria causada por um desequilíbrio humoral do cérebro.

Doentes mentais eram tratados com caridade e respeito não vistos na Europa. As mesquitas, abertas dia e noite, os abrigavam e alimentavam, e hospitais especializados buscavam formas de tratamento, ainda que primitivas, como o uso de laxantes.[36]

## AVICENNA

Ibn Sina, ou Avicenna (980-1037), o gênio persa designado como "príncipe e chefe de todos os médicos" e "segundo mestre, depois de Aristóteles", escreveu mais de 450 trabalhos, dos quais 240 sobreviveram. Em seu mais famoso livro, o *Canon da medicina* (*al – Qanun fi attibb*), que influenciou profundamente a medicina europeia medieval e renascentista, discute em três capítulos diferentes aspectos da vida mental, como a sexualidade, a paixão amorosa, os delírios, as alucinações, as insônias, os pesadelos, a demência, a epilepsia e a melancolia. Sua classificação das doenças mentais inclui, além de fenite, epilepsia, mania e melancolia, outros quadros difíceis de delimitar hoje, como a amência, os defeitos de imaginação, as formas insanas de amor, os incubus e o efeminamento. Descreve entre os principais sintomas da doença: tristeza, agressividade, inquietação e sintomas físicos, como perda do apetite, flatulência, barulho no ouvido e palpitações. Sugere o possível efeito de traumas emocionais sobre a saúde física e recomenda a música para a melhora dos sintomas melancólicos.[37]

Yuhanna Ibn-Masawayh, médico pessoal do califa al Mamu, caso lhe fosse permitido praticar a dissecação, o faria com o próprio filho (concebido com uma mulher que descreve como tão linda quanto estúpida): "Esse menino, lamenta-se Ibn-Masawayh, tem a mente tão fraca como a da mãe, herdando-lhe as piores características, mas nenhuma de suas qualidades".[38]

Dissecar cadáveres não era formalmente proibido aos médicos árabes, mas também não era estimulado; provavelmente temendo e adivinhando as más intenções de Ibn-Masawayh, o califa o proíbe expressamente.

> Não fosse pela força da lei e por sua interferência naquilo que não lhe concerne, eu já teria dissecado vivo esse meu filho, tal qual Galeno fazia com homens e macacos. Como resultado dessa dissecação, eu poderia saber a razão de sua estupidez e assim livrar o mundo dessa coisa [...], produzindo conhecimento para as pessoas, que eu descreveria num livro: a forma como seu corpo está composto, o curso de suas artérias, veias e nervos. Mas a lei me proíbe de fazê-lo.[38]

## MAIMONIDES

O florescimento do conhecimento e a tolerância tão diferente da praticada na Europa estimularam o crescimento intelectual de homens que, embora vivendo entre muçulmanos, não o eram, como o filósofo e médico judeu Moses Bem Maimon, mais conhecido pelo nome grego Maimonides.

Maimonides nasceu em Córdoba, na Espanha, em 1135. Passou pelo Marrocos, até estabelecer-se no Cairo e ganhar grande reputação, chegando a ser nomeado médico da corte do rei Saladino.

Além de intensa atividade clínica, escreveu profusamente, restando lastimavelmente apenas alguns textos sobre assuntos variados, como toxicologia, asma e depressão.

Seu trabalho *Regimen Sanitatis* (*Preservação da juventude*) é bastante festejado como um dos grandes exemplos precoces de uma visão holística da doença, tendo sido elaborado como uma orientação para um ilustre paciente, Al Malik Al Afdal, filho de Saladino, que se queixava de uma série de sintomas físicos gastrintestinais, além de anorexia e história prévia de episódios melancólicos.

Maimonides sugere uma série de procedimentos que vão desde orientações dietéticas até a ênfase na importância de hábitos, realçando o papel do "ar fresco", do sol, de alimentos saudáveis, de banhos e de vida sexual, o que hoje chamaríamos de qualidade de vida.

Bloch[39] vê Maimonides como um precursor de visões psicossomáticas e cognitivistas, destacando afirmações do autor sobre a importância das experiências emocionais nas doenças físicas e sobre a avaliação que o doente deve ter de seus próprios pensamentos melancólicos.

Maimonides discute com seu paciente a respeito da inutilidade de permanecer reverberando seus pensamentos pessimistas e sugere exercícios para se pensar em acontecimentos agradáveis e prazerosos.

## AVERRÓIS

A escola médica do califado do oeste é em geral descrita como antagônica à postura muito preocupada com questões filosóficas que caracterizava a chamada medicina islâmica, cujo mais emblemático representante é Ibn Sina.

O califado do oeste, sediado em Córdoba, na Espanha, embora com um número menor de eminentes filósofos e médicos, interagiu mais com as ideias judaicas e cristãs dessa Espanha multicultural e influenciou muito as ideias da Europa Medieval.

Abu Walled Meuhammed Ibn Ahmed Ibn Muhammed Ibn Rushd, ou simplesmente Averróis, nasceu no ano 520 do calendário muçulmano,

ano 1126 do calendário cristão, e estudou medicina, filosofia e direito com os melhores mestres da época. Desde cedo um apaixonado por Aristóteles, passou praticamente toda a vida discutindo e escrevendo comentários sobre os temas aristotélicos que mais o atraíam: a origem do mundo e a natureza da mente. Também discutia e escrevia sobre a *República*, de Platão, chegando a influenciar até pensadores cristãos conservadores, incluindo São Tomás de Aquino. Muito embora esse fosse seu interesse central, além de textos filosóficos, escreveu vários textos sobre a jurisprudência e 20 livros médicos, mostrando-se grande conhecedor e tradutor de Galeno e Hipócrates.

Profundamente religioso, Averróis acreditava que a completa felicidade e o bem-estar psicológico do homem só podem ser alcançados pela crença em Deus.

> **Qualquer um que estude anatomia aumentará sua fé na onipotência de Deus, todo poderoso.**
> Averróis

São citados neste livro somente alguns exponentes do mundo islâmico que mantiveram a ciência e a prática médica viva, fazendo não apenas sobreviver no meio das trevas o saber grego, mas ampliando-o.

Mais tarde, com um novo desembarque na Europa, dessa vez sem portar armas e espadas, mas livros e ideias, os árabes, a partir do século XI, deram novo impulso à prática médica medieval.

Nesse período, Constantinus Africano (c. 1019-1087), um erudito muçulmano convertido ao cristianismo, junta-se aos beneditinos em Salerno (c. 1070) e inicia um alentado trabalho de tradução da literatura médica greco-árabe, do árabe para o latim.

A vida de Constantinus antes de chegar a Salerno é obscura. Sabe-se apenas que nasceu em Cartago e daí foi expulso sob a acusação de praticar magia. No fim da vida, muda-se de Salerno para Monte Cassino, onde continua suas atividades.

Entre as obras que traduziu, *De Melancolia* (*Kitab-il Malan Khuliya*), do médico árabe Ishaq Ibn Imran, teve grande repercussão. Sua descrição completa da doença, ressaltando o mutismo, a imobilidade, distúrbios do sono, anorexia, agitação, desânimo, choro, risco de suicídio, é muito adequada, e há ainda a colocação de que os melancólicos temem situações que de fato não são ameaçadoras, o que corresponde aos modernos conceitos de ansiedade.[23] Além disso, Constantinus organizou a primeira escola médica em Salerno, que ganhou grande projeção.

Outro nome que merece destaque é o de Gherard, ou Gerard de Cremona (1114-1187). Nascido em Cremona, na Itália, decidiu estudar árabe por considerar a educação vigente na Europa muito escassa. Mudou-se, assim, para Toledo, onde, adquirindo grande fluência do árabe, passou a traduzir febrilmente grandes obras médicas e filosóficas para o latim.

Não se sabe se escreveu algum original, porém, estima-se que tenha traduzido mais de 70 livros.[40]

> **O amor é uma enfermidade do cérebro, que é igual à melancolia, procede de uma dificuldade de obter um objeto intensamente amado.**
> Haly Abbas (médico persa, ?-994)

# 4
# A MELANCOLIA NO RENASCIMENTO

# RENASCENÇA (SÉCULOS XV-XVII)

A falência do sistema feudal e mudanças na organização da sociedade dão início ao período da história europeia, não rigidamente demarcado em termos temporais, conhecido como Renascença ou Renascimento. Esse poderoso movimento social, cultural e intelectual marca uma diversidade e uma inovação de ideias jamais vistas até então, um salto qualitativo em relação ao homem medieval.

A Renascença foi marcada por profundas modificações ocorridas entre os séculos XIV (XV, segundo alguns pesquisadores) e XVI nas artes, na anatomia, na astronomia, e por uma incansável busca pelos clássicos greco-romanos. Desde o Século de Ouro, da Atenas de Péricles, no espaço de cem anos, não se via uma geração de gênios como Michelangelo, Leonardo da Vinci, Rafael, Colombo, Lutero, Copérnico, Petrarca, Maquiavel, Montaigne, Shakespeare, Cervantes, Bacon e Galileu.[41] Época também conhecida e marcada pelo Absolutismo político.

A partir do renascimento urbano e do florescimento das cidades, a característica da Idade Média de grandes latifúndios perde sua centralidade no modelo organizador das sociedades, dando espaço para uma nova forma de ser e estar no mundo ocidental. O poder se concentra nas mãos da realeza – dos reis –, ao passo que as cidades vão determinando cada vez mais os seus espaços de influência. Nesse período, começa a formação moderna – familiar para nós – da Europa. Os reinos saem da condição amórfica e se modelam e limitam como território definido.

O Ocidente se torna mais complexo ao passo que cada região amplia e intensifica sua própria especificidade. As relações de poder, que antes tinham uma característica orgânica, no período Absolutista são muito mais definidas: a realeza, a nobreza, os burgueses, os pobres e os escravos. Apesar de as formas políticas e econômicas mudarem drasticamente, muitos dos valores medievais permaneceram: a honra, o *status*, a moral religiosa. O mundo que virá a ser conhecido como o Antigo Regime se confunde com o mundo medieval.

Esse novo mundo pós-Idade Média pode ser entendido como um evidente misto – assim como todo período histórico se manifesta como um misto de seu próprio passado e suas mudanças no presente –, como uma potência sincrética de disputa entre um mundo místico e espiritual e um mundo racional e científico. Religião e ciência, ortodoxia e magia, o novo em busca do antigo.

## GRANDES NAVEGAÇÕES

As grandes navegações são um marco na história da humanidade; a busca por novos mercados e colônias impulsiona as potências europeias ao mar. Os reinos de Portugal e Espanha se lançam ao mar com sucesso devido a sua privilegiada localização, suas técnicas de navegação e suas grandes e modernas embarcações, sendo seguidos por Holanda e Inglaterra. Passando pela África, estabelecendo colônias em suas costas, chegando até a Índia, Portugal cria uma rede de navegação e comércio que daria origem ao Imperialismo.

Já durante a Idade Média, os conhecimentos sobre as estrelas foram aprimorados e direcionados especificamente para o uso na navegação. O conhecimento cartográfico e a produção de mapas também foram de extrema importância para tal evento. Aparentemente, nada disso é relacionado com doença ou loucura, menos ainda com melancolia. Contudo, as grandes navegações abrem portas para um questionamento e pensamento científico que irá apenas se fortalecer nos séculos seguintes.

Estamos falando de um período ainda profundamente religioso, em que coube a um Papa, Alexandre VI (o Papa Bórgia), dividir o mundo entre espanhóis e portugueses. A grande fonte intelectual é Aristóteles, e a verdade do mundo é revelada pela Bíblia cristã. Nesse mundo, tudo pode ser explicado e justificado a partir de Aristóteles e, principalmente, pela Bíblia. Segundo os escritos bíblicos, Noé gerou três filhos: Sem, Cam e Jafé. Após o dilúvio, coube aos descendentes de Noé repovoar a Terra. Cada um de seus filhos representava, genericamente, uma parte do mundo: Sem povoaria o que hoje conhecemos como Oriente Médio; Cam povoaria o que hoje conhecemos como África; e Jafé povoaria o que hoje conhecemos como Europa e Ásia. Noé amaldiçoou Cam, condenando todos os seus descendentes: "servo dos servos será de seus irmãos". Toda a linhagem de Cam seria submissa e serviria à linhagem de seus irmãos. A África é representada por Cam. Aí está uma justificativa bíblica utilizada para a legitimação da escravidão negra africana.

A Bíblia é a verdade revelada; incontestável e soberana. Então, a contestação mais simples e palpável possível vem à tona: o continente que seria conhecido como o Novo Mundo – a América. A chegada dos europeus ao continente americano marca, entre milhares de aspectos, uma abertura ao pensamento extrabíblico. Em nenhum texto da Bíblia há referência à América – o que é óbvio, pois nos séculos em que foi escrita não havia o menor horizonte para se pensar em outro continente –, e sua colonização marca de forma concreta o fato de que a Bíblia não contém toda a verdade sobre o mundo, portanto, a Igreja não detém a hegemonia do conhecimento. É claro que a Igreja procura formas de justificar e explicar o "mistério" que então surge, chegando a questionar se os nativos americanos eram de fato seres humanos. As portas que se abrem ou a possibilidade de um horizonte de pensamento fora da Bíblia – principalmente científico – são potencializadas quando a Igreja pode ser contestada da forma mais concreta possível: o Novo Mundo que nem Deus conhecia.

# EM BUSCA DO TEMPO PERDIDO

Paulatinamente, em meio à Inquisição, à peste negra (que dizimou mais de um terço da população europeia), à Guerra dos Cem Anos, aos Papas e outras catástrofes, há uma revalorização do homem como centro e medida de tudo e um retorno aos valores gregos. Uma crescente perspectiva secular toma conta dos círculos intelectuais, não propriamente um ateísmo, mas uma insubordinação às regras impostas pela Igreja. Uma libertação dos dogmas teológicos e das autoridades eclesiásticas, que haviam submetido os clássicos da Antiguidade à ordenação cristã. A própria postura de parte da Igreja durante a peste negra (metade do século XVI), pouco colaborativa, eximindo-se de responsabilidades assistenciais e creditando a epidemia a um castigo divino, reduziu muito a bonança dos fiéis na instituição e contribuiu para esse movimento.[42]

Entre os gênios do Renascimento merece destaque o trabalho de um monge que abandona o monastério (havia sido ordenado em 1492), Desiderius Erasmus, ou Erasmo de Roterdam (c. 1466-1536), que visita e leciona em diferentes pontos intelectuais da Europa, como Paris, Oxford, Cambridge, Louvain e Freiberg.

Erasmo elege o grego para seus diferentes estudos literários e teológicos e traduz a primeira versão do Novo Testamento diretamente da língua de Homero.

Seu exemplo é seguido por outros, e logo diferentes textos médicos gregos antigos são trazidos à luz.[43]

Embora fosse interessado em medicina, sua postura em relação aos médicos é satírica, atitude essa comum entre muitos intelectuais da época, como Moliére e Petrarca.

**Eu nunca acreditei em médicos e nem quero.**
Petrarca

A admiração pela cultura grega estava em voga, a leitura de Hipócrates ou Galeno passava não mais pelos parcos escritos monásticos ou pelas traduções árabes, mas pelo esforço de buscar a fonte original e traduzi-la.

Hoje diríamos: *Traduttore, tradittore*. Era essa provavelmente a ideia em relação aos textos árabes, que, acreditava-se, teriam modificado muito os originais helênicos.

Fugidos da opressão turca em Tessalônica (principal porto dos Balcãs e ponto de encontro de mercadores de várias nações) e Constantinopla, principalmente, mas também de Creta, Corfu e de outras cidades greco-bizantinas, médicos e intelectuais gregos retomam o caminho da Itália, como fizeram seus ancestrais séculos antes na Roma Antiga.[44]

Theodoros Gaza (c. 1430-1480), de Tessalônica, e seu discípulo, Demetrius Chalcondylas (?-1511), traduzem e ensinam Platão, Aristóteles, Teofrasto e Hipócrates na Itália, além de dezenas de poetas, oradores, historiadores e outros textos médicos.[43] Outros greco-bizantinos importantes podem ser citados, como Manuel Chrysolaras (?-1415), que traduziu a *República*, de Platão; Georges Trebizond; Yoannis Argiropoulos; Theodoro Paleologus (?-1407); e Gemistos Plethon (1355-1450). A maior parte desses refugiados estabeleceu-se em Veneza, obtendo inclusive permissão para erguer uma igreja (San Giorgio dei Greci), mas era possível encontrá-los ao longo de toda a "bota" italiana.[45]

Não apenas italianos se beneficiariam desse êxodo grego, mas também sábios e médicos de toda a Europa que visitavam a Itália em busca de aperfeiçoamento.

Pode-se citar o caso do médico inglês Thomas Linacre, que mais tarde se tornou o primeiro presidente do Royal College of Physicians e, em 1485, foi a Florença aperfeiçoar-se, tendo como um de seus mestres Demetrius Chacondylas.

# A DOENÇA MENTAL

O humanismo renascentista, livre para pensar, tenta abandonar a antiga postura maniqueísta da mente dividida na constante batalha entre Deus e o diabo e olha com mais atenção não apenas para o orgânico, mas para a perspectiva filosófica e psicológica do homem que sofre.

Isso não significa que o homem renascentista milagrosamente para de pensar em bruxas e demônios e se torna um ser científico, nem que a medicina dos séculos XV e XVI tenha sofrido uma grande renovação em relação à Idade Média. Pelo contrário, algumas das ideias renascentistas sobre a insanidade são profundamente irracionais, sem conexão com as ideias greco-latinas.

## ROBERT BURTON E A
## *ANATOMIA DA MELANCOLIA*

Esse panorama pode ser visto claramente na obra máxima de Robert Burton (1557-1640), *A anatomia da melancolia*.

Burton assume uma postura médica bastante ambígua, talvez dicotômica. É a loucura um problema espiritual ou médico? Lista entre as causas da melancolia, além da idade avançada, o temperamento, a hereditariedade e, até mesmo, afecções de outras partes do corpo, agindo no cérebro (um grande avanço!). No entanto, ainda herdeiro do homem medieval, inclui também causas sobrenaturais, como Deus, diabo, mágicos, bruxas e questões astrológicas, entre as possibilidades etiológicas.

Assim, em atitude hábil, utiliza o princípio da complementaridade: se a causa é dupla, a responsabilidade do tratamento deve ser dividida entre o clérigo e o médico, em um dualismo que, durante muito tempo, ainda estará presente no discurso científico.[17]

Outro aspecto salientado por Burton era o temperamento melancólico, descrito como um estado predisposto a doenças e estável ao longo da vida. Essa predisposição melancólica, por um lado, apresenta esse aspecto negativo, por outro, salienta Burton, mostra grande sabedoria, sensualidade poética, profunda inclinação religiosa e filosófica.

Essas ideias obviamente se relacionavam com a postura aristotélica e com as obras do italiano Marcilio Ficino (1433-1499), a quem Burton conhecia.

Ficino, filósofo e religioso florentino, acreditava que intelectuais e filósofos estavam inclinados à melancolia. Os temperamentos melancólicos teriam nascido sob a influência de Saturno, ou pelo excesso de leitura.

*A anatomia da melancolia* foi primeiramente publicada em 1621, um pantagruélico livro de 900 páginas, que Burton passou a vida revisando e ampliando até chegar a mais de 1.300 páginas em sua quinta edição, a última publicada durante a vida do autor. Inúmeras outras edições se seguiram até que o livro ficasse quase um século sem ser reeditado, até voltar a sê-lo recentemente, em 2001.

Reza a tradição que Burton escreveu seu tratado também como forma de lidar com sua própria depressão (ou distimia, como querem alguns). Trata-se de um livro que exige um verdadeiro *tour de force* para sua leitura: prolixo, carregado de citações de Homero, Virgílio, Heródoto, Santo Agostinho, da Bíblia e até de Shakespeare, além de centenas de outros autores. Um único parágrafo chega a ter sete páginas; o prefácio, mais de cem.

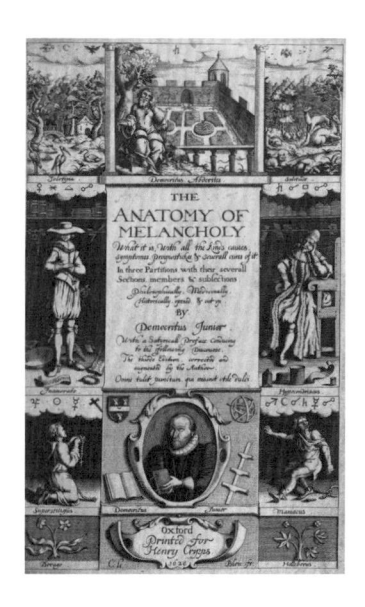

Na peça *O melancólico*, Tirso de Molina retrata em seu personagem Rogério que a vida na corte espanhola, por ser extremamente entediante, sem praticamente nada a fazer, seria uma poderosa fonte de melancolia para os palacianos.[46]

Um dos preconceitos arraigados e mais comuns sobre depressão ainda hoje, tantos séculos depois, é o de que a "falta do que fazer" levaria à doença.

## ALGUNS CRITÉRIOS DE POSSESSÃO

O francês Félix Plater (1536-1614), outro grande médico e alienista do mesmo período, também acreditava que era possível encontrar fatores naturais e espirituais (no caso, diabólicos, ou o que isso quisesse dizer) para a etiologia da melancolia e outras condições mentais.

Como a sintomatologia era igual em ambos os casos, não permitindo a distinção, a etiologia demoníaca deveria ser considerada, de acordo com Plater, quando o indivíduo afetado visse espíritos, apresentasse mutismo por um período longo, não se alimentasse, assumisse posturas corporais bizarras, ouvisse o demônio ou visse objetos não existentes, sentisse o demônio falar por sua boca ou falasse idiomas que nunca aprendeu.[47]

A classificação de Plater merece ser elencada por ser curiosa. Ela compreende quatro classes de "doenças":

1. *De Mentis Imbecilitate*. Indica o indivíduo com menor habilidade para entender, julgar ou memorizar situações em relação ao homem normal. A imbecilidade ocorreria em indivíduos desde o nascimento, após lesão no cérebro, ou naqueles que usam sua "mente" em demasia.
2. *De Mentis Consternatione*. Define os indivíduos que se sentem demasiadamente sonolentos, torporosos, carregados de preguiça ou, o oposto, agitados. Uma das características seria o chamado *Sopor demomiacus*, causado pelo morfético.
3. *De Mentis Alienatione*. Os seus subgrupos são a mania, a melancolia e o amor.
4. *De Mentis Defatigatio*. Quando a mente trabalha além do que deveria, como na vigília e na insônia. Novamente, Deus ou o "capeta" poderiam estar implicados.

## CARACTERÍSTICAS DA POSSESSÃO DEMONÍACA

1. Quando o suspeito não consegue comer carne de cabra no período de 30 dias. Entretanto, esse sinal se refere provavelmente melhor aos epilépticos.
2. Quando o indivíduo apresenta fisionomia assustada, olhar espantado e aspecto hediondo.
3. Quando simula estar louco, crescendo continuamente o volume do corpo e a sua força.
4. Quando não consegue pronunciar o santo nome de Jesus ou de qualquer outro santo, nem cantar os Salmos *Miserere mei Deus*, *Qui habitat*, o Evangelho de São João, que começa *In principio erat Verbum*, e outras obras congêneres.
5. Quando se exprime em grego, latim ou outro idioma que jamais haja aprendido, ou lê, escreve, canta musicalmente e realiza outras atividades que não lhe foram ensinadas.
6. Quando se torna mudo, surdo, lunático, cego, que são sinais assinalados nas Sagradas Escrituras.
7. Quando, ao ser exorcizado, sente descabidamente um vento frio ou quente na cabeça, nos ombros e nos rins, e se transtorna, se aflige e blasfema.
8. Quando experimenta dores e sintomas extraordinários, como violentas cólicas nas entranhas e partes internas, sensações como de vermes, formigas, rãs a correrem desde a cabeça até o resto do corpo, até os artelhos, quando o ventre se dilata, ou o pescoço, ou a língua, ou quando se reconhece exaltado no seu estado de ânimo.
9. Quando, por alguma razão secreta, deixa de assistir o Serviço Divino, de fazer as orações de acordo com o seu hábito, de tomar água benta, de ouvir a palavra de Deus.

Em *As fronteiras da demonologia e da psiquiatria*, Carvalhal Ribas[48] cita Paulo Zacchias, médico do Papa Inocêncio X, autor da obra *Questiones Médico-Legales*. Na opinião de Zacchias, a proximidade entre o demônio e a melancolia é absoluta, pois o demônio só se instalaria nos melancólicos: "O demônio se compraz com o humor melancólico [...] o

10. Quando se mostra vexado ou encolerizado ao aplicar-lhe o padre as relíquias dos Santos, os *Agnus Dei*, ou quando, nas preces, o sacerdote recorre ao sinal da cruz, a tudo que é bento e, principalmente, ao santo sacramento do altar.
11. Quando se eleva e logo desaparece uma bolha na sua língua. Quando se elevam diversas bolhas, semelhantes a pequenos grãos, trata-se de sinal mais digno de nota, concluindo-se a vista das bolhas, qual o número de Demônios alojados no corpo do indivíduo.
12. Quando o indivíduo se revela presa de constante inquietação, andando para cá e para lá, principalmente em busca de lugares solitários e desertos.
13. Quando está tolhido em todos os membros, mantendo-se sempre adormecido e como morto.
14. Quando não consegue suportar o aroma das rosas ou outros determinados perfumes.
15. Quando revela fatos absolutamente secretos e os denuncia manifestando desprezo por Deus e dirigindo injúrias aos vizinhos.
16. Quando se torce ao ser exorcizado, faz meneios, se curva e contorce o corpo e os membros de maneira imprevista e inadmissível em uma criatura.
17. Finalmente, quando o Demônio, seja de que forma for, lhe apareceu antes de que tivesse noção de estar possesso.

Fonte: Carvalhal Ribas.[48]

demonopata é uma criatura que, em virtude do estado melancólico, é possuída pelo Demônio, que dele se serve como objeto".[48]

Herdadas da Idade Média, as seguintes características eram utilizadas para o diagnóstico de possessão demoníaca segundo os critérios do Capítulo dos Exorcismos do *Tratado sacerdotal de Sammarinus*:

## LICANTROPIA

Uma das mais curiosas formas de melancolia descritas por Burton é a licantropia. Termo criado pelos gregos e posteriormente incluído entre os escritos de Galeno em *De Melancholia*, a licantropia (do grego *lycos*, lobo, e *anthropos*, homem) define uma forma de loucura em que o indivíduo padece do delírio (*lato sensu*) de ter-se tornado um lobo e, portanto, comporta-se como tal. O termo substituiu e encampa uma infinidade de prefixos gregos que diferenciavam um a um os delírios de transformação em animais (p. ex., cinantropia; *cinos*, cão), como hoje o termo "agorafobia" contém todas as claustrofobias, acrofobias e quejandos.

O termo deve ser diferenciado do extensivo folclore universal que deu origem aos lobisomens (*loup-garous*, *werwölfen*, *werewolves*, *lupi mannari*, *kallilantzaroi*) resultantes de feitiçaria, bruxarias e outras "causas" sobrenaturais.

A licantropia como forma de melancolia é citada pela primeira vez por Oribasius de Pérgamo, Hipócrates, posteriormente por Galeno (ou um pseudo-Galeno apócrifo?), Paulo de Egina e autores árabes, como Aviccena (como visto anteriormente), Razes e Ali Abbas. Durante a Idade Média e a Renascença, o termo floresceu e se tornou popular, seja como forma imaginária monstruosa a atacar durante a noite, seja como forma de loucura. Burton afirma que, embora a maioria dos autores veja a licantropia como uma forma de melancolia, ele a considera uma possível forma comum de mania (o termo aqui designa pouco mais do que insanidade).

Citando Aviccena, Burton afirma que a doença ocorre mais nos meses de fevereiro e completa que, na atualidade, é frequente na Boêmia e na Hungria.[23]

A licantropia vai perdendo força como conceito médico, embora ocasionalmente volte a ser citada por Heinroth, Esquirol e Griesinger.

Em recente reavaliação do tema, Keck e colaboradores,[49] além de apresentarem uma interessante revisão (em que sugerem que a licantropia de Nabucodonosor estivesse associada a um quadro depressivo), referem ter encontrado 12 casos de licantropia entre 1974 e 1988 no McLean Hospital, em Boston, como sintoma de diferentes quadros psicóticos. Curiosamente, porém, a maioria dos pacientes apresentava doença bipolar e depressão maior com outras comorbidades.

# 5
# SÉCULO XVIII – O ILUMINISMO

# O RACIONALISMO E O OTIMISMO

O século XVIII é marcado por profundas mudanças no mundo ocidental. O poder, antes concentrado nos reinos do Sul da Europa – Portugal, Espanha e reinados italianos –, agora migra para as emergentes potências do Norte, em especial França e Inglaterra. É também o século marcado pelo enfraquecimento e pela decadência do Absolutismo. Os reinados do Antigo Regime não acompanham de forma adequada as mudanças econômicas e sociais, ainda muito atreladas a um modelo mercantil no qual o lucro não é investido em atividades rentáveis, mas entesourado.

O processo de "expansão" do mundo com os reinados europeus e suas colônias, seja na América, seja na África ou no Oriente, modifica a mecânica de relação entre os membros das sociedades. Enriquecendo cada vez mais, os burgueses já têm o costume de comprar títulos de nobreza, adquirindo valor e *status* em meio ao mundo de cortes do Antigo Regime. A nobreza e a realeza pobres mal conseguem administrar seus reinados com enormes gastos, e a burguesia ganha vantagem por meio de seu poderio econômico.

O mundo aristocrático e do Antigo Regime está em decadência, chegando ao seu limite de resistência. Crises econômicas, guerras e revoltas do campo e do meio urbano minam a estrutura do Absolutismo. O Século das Luzes também foi marcado pelos conhecidos déspotas esclarecidos: monarcas influenciados e que se apropriaram das ideias iluministas para seu reinado.

Mas, afinal, o que é o Iluminismo (do alemão *Aufklaying*)? O Iluminismo é um movimento intelectual do século XVIII que buscou uma nova forma de compreensão de amplos aspectos do mundo. Diderot, Kant, Spinoza, Voltaire e Rousseau são alguns exemplos de pensadores do Século das Luzes. Eles propunham uma filosofia e um pensamento baseados na razão e no empirismo, a reforma social e do poder – a famosa máxima dos três poderes –, separação entre Igreja e Estado, entre diversos outros aspectos que influenciariam profundamente o mundo nos séculos seguintes.

O Iluminismo continha em seu bojo a belíssima, porém utópica, ideia de que o conhecimento e a cultura levariam a um mundo melhor.

# REVOLUÇÕES

O século XVIII é marcado por duas grandes revoluções que se tornariam um marco no mundo moderno: a Revolução Francesa, em 1789, e a Revolução Industrial, protagonizada pela Inglaterra em meados do século. Cada uma dessas duas revoluções embarca novos conceitos e modos de pensamento e produção. Cada uma é uma fronte da modernidade.

A Revolução Francesa tem como característica a bandeira dos ideais iluministas: mudanças sociais e políticas. É o marco do fim do Antigo Regime e do reinado absoluto, o grito de "liberdade, igualdade e fraternidade" – para quem? –, culminando na decapitação do rei Luís XVI, na instalação de uma constituição e no vislumbre do Estado moderno. A revolução que se deu na França é o marco de mudanças no campo social e político, filosófico e conceitual.

A Revolução Industrial, na Inglaterra, traz a segunda fronte de mudança: modo de produção e economia. A fábrica e o avanço tecnológico mudam a dinâmica do trabalho e da organização social. Sem dúvida, agora a cidade é o centro da dinâmica econômica, formando, já no fim do século XVIII, uma nova classe social: o proletariado. A sociedade começa a se parecer com aquilo a que estamos hoje mais familiarizados.

# O ILUMINISMO NA MEDICINA

O século XVIII marca a definitiva (ou quase) superação e o declínio do dogmatismo religioso e a ascensão do racionalismo.

Os intelectuais da Inglaterra, da França, da Holanda e da Alemanha ridicularizavam o pecado original e o pensamento dos clérigos de que a vida era um mar de lágrimas. A ciência e a tecnologia, pensavam, levariam o homem a controlar as forças naturais, ao progresso social, à prosperidade e ao controle e à cura de todas as doenças e, quem sabe, à imortalidade.[43]

Com essas expectativas gigantescas, não é de se admirar que os resultados tenham sido tão modestos; mas, se não se chegou ao espaço, subiu-se uma respeitável montanha.

No começo do século XVIII, a experimentação é a ordem do dia, substituindo a tradição, a fé e a abstração dedutiva de gabinete.

O século XVIII, na medicina, mostra um conhecimento cada vez mais desenvolvido da anatomia humana, continuando a linha apresentada por Andreas Vesalius no século XVI. Os anatomistas da época mostram-se excelentes artistas e, capitalizando os avanços da imprensa, elaboram esplêndidos atlas de anatomia.

> **Não pense, faça a experiência.**
> John Hunter (1728-1793), fundador da cirurgia científica, citado por Alexander e Selesnik.[29]

Os trabalhos do grande anatomista Malpighi e do holandês Herman Boerhaave passam a exibir um corpo que opera por meio de um sistema integrado de válvulas que controlam a pressão dos fluidos, um sistema que substitui a teoria dos humores por uma de entendimento mecânico e hidráulico do corpo (frequentemente chamado de o "homem mecânico").

> **Medicina é a arte de adequadamente utilizar os princípios físico-mecânicos para preservar a saúde do homem e restaurá-la quando ela se perdeu.**
> Friedrich Hoffmann (1660-1742), citado por Roy Porter.[50]

A partir da segunda metade do século XVIII, as ideias psiquiátricas são profundamente influenciadas pela filosofia empirista de John Locke (1632-1704) e de seu seguidor Étienne Condillac (1715-1780).

John Locke, um dos mais influentes, se não o mais influente entre os filósofos ingleses do século XVIII, recebeu treinamento em ciência, filosofia e medicina.

Opondo-se ao modelo das ideias inatas de Descartes, identifica apenas as experiências como fontes de conhecimento. O cérebro, afirma, ao nascer é uma tábula rasa, em que o mundo das experiências vai imprimindo gradualmente suas impressões. O cérebro organizaria ativamente essas experiências mediante associação de ideias, chegando ao resultado final, o conhecimento.[51]

Locke sugere, em seu *Essay Concerning Human Understanding* (*O ensaio sobre o entendimento humano*), de 1600, que a loucura seria resultante de uma falha na associação das informações recebidas pelos processos sensoriais, que deveriam ser transformadas em conhecimento.[52]

As ideias de Locke influenciaram profundamente William Cullen (1710-1790), professor da Universidade de Edimburgo.

## WILLIAM CULLEN

A mais influente contribuição do século não apenas para a medicina inglesa, mas para toda a medicina europeia, foi trazida pelo médico escocês William Cullen (1710-1790).

Após estudar em Edimburgo, que, na segunda metade do século XVIII, se tornou a mais importante escola médica das Ilhas Britânicas, e em Glasgow, por um breve tempo exerce a função de cirurgião. Anos mais tarde, torna-se professor de medicina, botânica e química e o mais influente professor de Edimburgo.

Cullen foi o primeiro a empregar o termo "neurose", aplicando-o a mais de 700 condições médicas que iam de artrite a epilepsia e quadros ansiosos.

A "loucura", denominada por Cullen como vesânia, um subtipo de neurose, seria uma inadequada e apressada associação de ideias que levaria a falsos julgamentos, que conduziriam a uma manifestação desproporcional de emoções. A loucura, portanto, primariamente seria uma perda da faculdade de julgar a realidade de forma adequada. Todo o resto, as alterações do apetite (como comer objetos não comestíveis [pica], bulimia, excesso de sede e ingestão hídrica [polidipsia]), os distúrbios da senso-percepção (como as alucinações) e as alterações afetivas seriam apenas distúrbios secundários.

Para Cullen, na melancolia ocorreria uma alteração da função nervosa, e não, como "outrora" se pensava, dos humores. Assim, a melancolia (e as outras formas de vesânia) poderia ser explicada ao se compreender que diferentes partes do cérebro estão, em um mesmo e determinado momento, em estado desigual de "excitação" e "colapso". Essa instabilidade primária levaria, então, à incapacidade de associar as ideias e executar o julgamento como descrito.

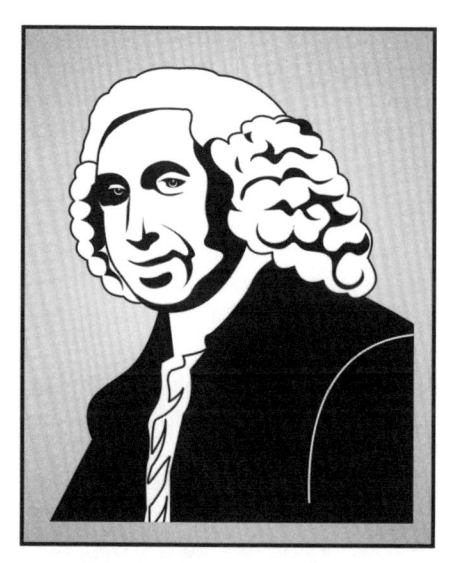

**WILLIAM CULLEN**

A classificação das doenças mentais de Cullen foi a mais pormenorizada da época, influenciando até as ideias dos alienistas do outro lado da Mancha, como Philippe Pinel e Vicenzo Chiarugi (ver quadro a seguir).

Saliente-se que hoje essa classificação tem apenas interesse histórico, mas a descrição dos subtipos de melancolia inclui curiosidades como "amar veementemente" e "superstições quanto ao futuro".

> **Minhas observações das causas da insanidade coincidem particularmente com as teorias de Cullen, que todos devem reconhecer, foi quem mais trouxe luz a esse assunto obscuro.**
> Vicenzo Chiarugi, *Della Pazzia in Genere e in Specie*.[54]

O tratamento proposto por Cullen para a melancolia é um bom retrato dos recursos físicos utilizados na época, incluindo dietas, banhos "sur-

## A NOSOLOGIA DA VESÂNIA DE CULLEN

O julgamento está perturbado, porém, sem febre ou coma.

Amentia – "imbecilidade" do julgamento, não sendo possível estabelecer relação entre os acontecimentos, os fatos, etc., ou lembrá-los. Pode ser dividida em:

- *Amentia* congênita – corresponderia à deficiência mental.
- *Amentia senilis* – corresponderia às formas demenciais.
- *Amentia acquisita* – causada por fatores físicos traumáticos.
- *Melancholia* – insanidade parcial sem dispepsia.

A melancolia tem vários subtipos, entre eles:

1. Falsa percepção do seu estado de saúde, julgando o que é grave como algo sem importância.
2. Falsa percepção do seu estado de negócios, como se fosse próspero.
3. Amor veemente.
4. Superstições quanto ao futuro.
5. Aversão ao curso e às ocupações da vida.
6. Inquietude nas situações vividas.

Mania – insanidade universal (i.e., que acomete o indivíduo todo, seria o equivalente a psicótico).

Irodynia – inflamação ou distúrbio da imaginação durante o sono.

Fonte: Cullen.[53]

presa", sangrias e vomitórios, associados à tentativa de usar a restrição para diminuir a excitação, fortalecer o pensamento e aceitar a razão. A restrição, diz Cullen, é o melhor remédio e deve ser completa para inspirar temor e respeito, pois assim "diminui a excitação".

Um bom exemplo das ideias vigentes é a forma como o reverendo médico Francis Willis (1717-1807) cuidou da loucura do rei George III da Inglaterra. George III teve um longo reinado de 60 anos, com crises nervosas repetidas, quatro ao todo (a quarta parece ter constituído um quadro demencial).

A primeira crise do monarca ocorreu em outubro de 1788, com progressiva piora de seu estado e recuperação em março de 1789; a segunda, de fevereiro a maio de 1801; a terceira, de fevereiro a junho de 1804; e, por fim, a quarta, em outubro de 1810.

A exata natureza da doença foi motivo de debate ao longo dos anos: psicose orgânica, esquizofrenia ou doença bipolar (como Henrique VI, da Inglaterra, ou Filipe V, da Espanha).

Há mais de 40 anos, Ida Macalpine e Richard Hunter sugeriram um diagnóstico plausível: uma porfiria com sintomas psiquiátricos.

As porfirias são um conjunto de doenças genéticas de penetrância incompleta (10%), ou seja, apenas 10% dos indivíduos com o genótipo específico apresentam algum dos sintomas da doença. As porfirias são causadas por uma deficiência de determinadas enzimas que sintetizam o heme, componente essencial da hemoglobina. Os pacientes apresentam repetidamente ao longo da vida crises com dor abdominal, taquicardia e hipertensão, podendo ocorrer sintomas psiquiátricos, como depressão e alucinações.

Estudos mais modernos reveem o diagnóstico dado por Macalpine e Hunter e acreditam que o rei apresentou vários episódios de transtorno bipolar, com fases de mania e depressão.

À época do primeiro ataque, após muitas reuniões e discussões entre os médicos reais, anuncia-se o diagnóstico: *Rex voster insanit* (Nosso rei está louco). Ainda em 1788, o reverendo médico Francis Willis (1717-1807) é chamado e apresenta-se para o tratamento acompanhado de dois assistentes, seus filhos John e Robert. Imediatamente, Willis tornou-se alvo de todas as críticas, não apenas dos médicos, mas da maior parte da corte, em função de seus métodos, digamos, pouco respeitosos com o rei.

Acreditando ser a loucura resultante de uma hiperexcitação cerebral, o rei sofre restrições com uma espécie de camisa de força e fica preso a uma cadeira toda vez que se mostra agitado, até aprender a controlar-se.

É improvável que o método tenha tido qualquer serventia. A melhora do rei parece ter seguido o curso natural da doença.*

---

* Um bom filme sobre o tema, *As loucuras do rei George* (*The Madness of George*), de 1994, dirigido por Nicholas Hytner, oferece um retrato muito interessante do tratamento.

Uma situação posterior curiosa com respeito a Francis Willis merece ser lembrada. O aparente sucesso do tratamento que impôs ao rei George angariou-lhe grande fama na Europa e, em 1792, foi convidado a ir até Lisboa, pois a rainha Maria I (Maria, a Louca) havia apresentado uma doença mental, assim como suas duas irmãs, Mariana e Doroteia. Embora a rainha tenha apresentado alguma melhora, esta foi muito pequena para valer as 16 mil libras cobradas por Willis. Ao menos ele aconselhou que o trono fosse entregue a um regente, o príncipe João Maria José Francisco Xavier de Paula Luís António Domingos Rafael de Bragança, nosso conhecido Dom João VI.

## VICENZO CHIARUGI

O médico florentino Vicenzo Chiarugi (1759-1820), em 1793, publica *Della Pazzia* (*Da loucura*), uma obra alentada em três volumes, em que propõe que a mente seja influenciada e adoeça mediante estímulos originários dos sentidos e do sistema nervoso como um todo, em uma tentativa de construir uma ponte entre a alma e o corpo.

Mas como humanista é que seu legado é mais lembrado. Chiarugi é filho do Iluminismo, portanto crê no adquirido, não no inato.

Vive em Florença, sob o governo do duque Pedro Leopoldo, governante com ideias iluministas que levam a grandes reformas sociais e econômicas. Inaugura-se, então, a primeira instituição para recuperação de jovens delinquentes, e há a abolição da tortura e da pena de morte.

Leopoldo decreta, em 1788, *la legge dei pazzi* (a lei dos insanos), a primeira da Europa.

O hospital público Bonifácio é reformado e entregue ao comando de um jovem médico local, Vicenzo Chiarugi.

Chiarugi defende a ideia da não restrição ou aprisionamento dos doentes mentais, oferecendo-lhes melhores condições humanitárias e propondo a eficácia superior do tratamento moral (ver "O tratamento moral", no Capítulo 6. Em um de seus textos, Chiarugi oferece uma orientação até hoje interessante: diante de um paciente com risco de suicídio, usar argumentos religiosos para falar bastante do valor da vida. Sabemos hoje que qualquer vinculação religiosa é um dos fatores de proteção que reduzem o risco de suicídio de um paciente.

Essa postura é amplamente louvada pelos autores italianos, destacando-se o pioneirismo de Chiarugi em relação a Pinel e suas reformas em La Salpetriére.[55] Já a reação francesa a essa ideia não é exatamente amistosa.

Uma das razões, talvez, de sua obra ter sido menos valorizada do que a do mestre francês é que, diferentemente de Pinel, Chiarugi não teve sucessores que continuassem seu trabalho; outra é o fato de que ele redigia em um italiano difícil de ser compreendido, enquanto o francês era a língua universal da época.

O fim do século XVIII é caracterizado por certa decepção com o avanço na compreensão das doenças mentais. Talvez por isso uma falsa ciência comandada por um igualmente falso messias tenha arregimentado tantos seguidores e um sucesso tão imediato. Seu nome: Anton Mesmer.[56]

> O paciente deve ser tratado com respeito. Não se deve colocá-lo a trabalhar, a menos que seja útil para seu tratamento. Nenhuma dor física deve ser-lhe infligida sob quaisquer circunstâncias.
> Vicenzo Chiarugi

## FRANZ ANTON MESMER

Em 1778, Franz Anton Mesmer (1734-1815), acompanhado de sua mulher, foi obrigado a deixar Viena, onde havia sido considerado *persona non grata*. Chegou a Paris (centro cultural da Europa desde o século XIII) curiosamente quase ao mesmo tempo que o jovem Philippe Pinel, então com 33 anos.

Esse homem agressivo, sedutor e quixotesco encontra uma cidade em ebulição sociocultural, uma tensão que explodiria quase 10 anos depois com a Revolução Francesa.

Mesmer nasceu e foi criado na Alemanha, mudando-se para a Áustria, onde, em 1766, se graduou em medicina (mas também em teologia e filosofia) em Viena, com a tese *De Planetarum Influxu*, em que ressuscita a antiga doutrina da influência dos astros, particularmente do Sol e da Lua, sobre a saúde e a doença humanas.

Mesmer baseou seu texto em uma leitura livre da obra de Richard Mead, *De Imperio Solis ac Lunae in Corpora Humana et Morbis Indes Oriundis*, de 1704, que utiliza a teoria da gravitação universal, na época recentemente descoberta por Newton, para explicar as epidemias e as doenças periódicas.[57] Primeiramente, chamou essa influência cósmica de "magnetismo gravitacional" para, por fim, entronizar o termo "magnetismo animal", propondo que o fluido magnético circulava pelo corpo humano e que sua distribuição irregular era a causa das doenças em geral.

Com base nessas ideias, ainda hoje insepultas (pirâmides, cristais, imãs e quejandos), Mesmer desenvolveu sua terapia buscando corrigir o equilíbrio magnético do indivíduo mediante seu posicionamento sentado diante do seu famoso *baquet*, um móvel construído com cordas e fios de metal onde circulava o "fluido magnético". Para potencializar o efeito do tratamento, o ambiente era de penumbra, com uma música suave de fundo, facilitando o desejado estado de transe ou sonambúlico.

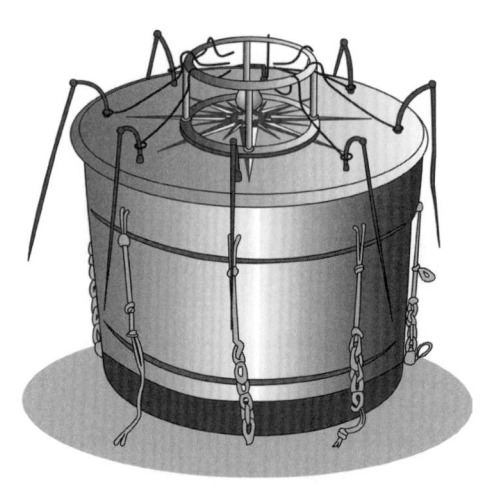

O ÚNICO REMANESCENTE DA *BAQUET* DE MESMER ESTÁ EXPOSTO NO MUSEU DE HISTÓRIA DA MEDICINA E DA FARMÁCIA, EM LYON.

Em Paris, Mesmer torna-se uma renomada figura pública e assume ares aristocráticos, apresentando-se em público sempre com roupas exóticas, preferentemente lilás.

Seus clientes eram da mais alta nobreza pré-revolucionária, como rainha Maria Antonieta, madame du Barry, duque de Bourbon, príncipe de Condé, Montesquieu e Benjamin Franklin.

Em 1784, um homem jovem surge ensandecido no quarto do rei Luís XVI dizendo-se tomado pelo demônio, introduzido por Mesmer, e pedindo para ser exorcizado. Aparentemente mais um dos casos que escapavam ao controle durante as sessões de Mesmer.

O rei incumbe uma comissão real de analisar as atividades de Mesmer. A comissão era presidida por Benjamin Franklin, então embaixador dos Estados Unidos na França, e composta por alguns dos maiores cientistas da época, como o astrônomo Bailly, o químico Lavoisier e o médico Guillotin, inventor da guilhotina.

Mesmer recusou-se peremptoriamente a cooperar, pois se fiava em seu papel privilegiado na corte francesa.

Anos antes, quando foi ameaçado de exílio, sua grande aliada e cliente de suas sessões, Maria Antonieta, ofereceu-lhe uma pensão de 20 mil francos, bem como um salário anual de 10 mil francos com a condição de que ficasse na França. Em resposta, muito pouco delicada, Mesmer pediu um total de 400 mil francos; não se sabe, porém, se foi atendido, o fato é que continuou na França após isso.

Coincidência macabra, Lavoisier e Bailly seriam guilhotinados poucos anos depois pelo instrumento que o doutor Joseph-Ignace Guillotin havia inventado, em 9 de outubro de 1789, para ser a mais democrática forma de execução.

Rompe (a guilhotina) [...] definitivamente com o sistema hierarquizado das penas [...] que reserva a fogueira aos hereges e aos incendiários, o suplício aos regicidas, o enforcamento aos criminosos e aos ladrões, mas o privilégio da degola pela espada aos nobres. É para lutar contra essa desigualdade até mesmo na morte que Guillotin propõe uma nova forma de execução capital, que seja a mesma para todos.[58]

Aparentemente, Mesmer não era um charlatão, diferentemente de uma longa fila de seguidores, e passou o resto de sua atribulada vida tentando provar que sua teoria baseada na física nada tinha de mística. O mesmerismo, produto do entusiasmo pela física do Iluminismo, diferentemente do que ocorreu na França, adquiriu e manteve muitos defensores renomados em países de língua germânica, onde foram criadas inclusive cadeiras na Universidade de Berlim e na Universidade de Bonn.[59]

As ideias de Mesmer deixaram dois subprodutos interessantes: primeiro, descortinaram uma grande massa de pacientes não contemplados nas descrições de mania, idiotia ou melancolia, ou seja, pacientes que não eram flagrantemente psicóticos ou gravemente deprimidos, mas tinham queixas leves e precisavam de ajuda; segundo, Mesmer evidenciou a possibilidade de que recursos psicológicos de sugestão e hipnotismo fossem úteis de alguma maneira, precedendo os trabalhos de Charcot e Freud.

> **A melancolia pode ser removida, aliviada, e seu retorno pode ser prevenido sob uma rigorosa avaliação da nossa vida [...] Quando nessa adequada avaliação [...] nenhuma razão é encontrada, sua melancolia nasce de uma indisposição do corpo.**
> **Muitas vezes, porém, quando o corpo não mostra essa indisposição, essa melancolia [...] ocorre por apreensões que acometeram a mente.**
> Edward Synge (1659-1741), arcebispo de Tuam, na Irlanda, diferenciando uma melancolia endógena de uma reativa em *Sober Thoughts for the Cure of Melancholy*, 1742.[57]

# 6
# OS SÉCULOS XIX E XX

# O SÉCULO XIX

O século XIX é extremamente conturbado. O tempo parece correr mais rápido com o avanço da tecnologia, e, a partir disso, a velocidade e a quantidade de eventos que se sucedem é massiva. A burguesia atinge o patamar de classe dominante da sociedade, o capitalismo finalmente se mostra como um modelo definido. Os operários, o imperialismo, a exploração do trabalho, a independência de algumas colônias, a luta de classes e a unificação de reinados: esse é o pano de fundo, o panorama do século XIX.

As fábricas ditam o passo com que a cidade funciona; jornadas de trabalho de 18 horas para homens, mulheres e crianças. A noção de progresso se forja nessa época, acredita-se que o futuro é promissor e só pode ser alcançado por meio do progresso científico, social e econômico. A disciplina e o decoro se confundem com ciência; os padrões são determinados para que haja uma diferença e separação entre os patrões e os trabalhadores, os ricos e os pobres. Essa "massa pobre" genética e biologicamente, inferior aos olhos das classes abastadas, é tratada como tal, estereotipada como degenerada e criminosa nata. O uso da ciência – ou pseudociência – para segregar, classificar e disciplinar as pessoas é algo comum durante todo o século XIX. O modelo de pensamento chamado Positivismo é fundamentado nessas noções de progresso e regeneração do homem; não apenas a esperança no futuro como também o trabalho e o esforço para que esse futuro "brilhante", inexorável em sua perspectiva, chegue o quanto antes.

## MELANCOLIA – A DEPRESSÃO NO SÉCULO XIX

Embora com Hipócrates, Galeno e outros pensadores o termo "melancolia" estivesse próximo do uso atual, segundo Berrios,[60] é apenas no século XIX que há uma depuração do conceito de melancolia e o surgimento do termo "depressão" com o sentido atual.

De fato, melancolia, além de seu sentido estrito, poderia designar qualquer forma de loucura.

Durante o começo do século XIX, mudanças no conceito da doença, na melhor definição psicopatológica dos sintomas e na classificação dos quadros psiquiátricos restringiram seu significado ao usado hoje. Nos séculos XIX e XX definem-se mais claramente as proximidades e as diferenças entre a doença depressiva (frequentemente chamada unipolar) e a psicose maníaco-depressiva, hoje transtorno bipolar.

Duas teorias se destacaram entre os alienistas do século XIX: a primeira, baseada em uma teoria genética incipiente, ficou conhecida como a teoria da degeneração de Morei; a segunda, baseada em um princípio teórico, a indivisibilidade da mente, postula a existência de uma única doença mental, ou psicose única. Nessa concepção, as doenças conhecidas na época e identificadas pelo nome de mania, melancolia, fase delirante e demência vesânica seriam fases evolutivas de uma mesma doença.

Demência vesânica é um termo antigo usado para descrever aspectos hoje em discussão, como o comprometimento cerebral progressivo que pode ocorrer em pacientes com depressão, mas também com transtorno bipolar, tratados de forma inadequada ou não tratados.

O termo "depressão" começa a aparecer mais intensamente nos dicionários médicos a partir de 1860. Ele passa a ser amplamente aceito, enquanto o termo "melancolia" é cada vez mais restringido. Termos simultaneamente cunhados, como tristimania (Benjamin Rush) ou lipemania (Esquirol), não sobreviveram nem em suas pátrias.

> **A palavra melancolia, consagrada na linguagem popular para descrever estados de tristeza que afetam alguns indivíduos, deve ser deixada aos poetas...**
> Esquirol citado por Berrios.[60]

Berrios[60] sugere que o termo "depressão" tenha suplantado o milenar "melancolia" em função da aparente sugestão de queda nas funções que a palavra contém.

## A PSIQUIATRIA FRANCESA DO SÉCULO XIX

Durante a primeira metade do século XIX, a psiquiatria francesa tinha um grande time de expoentes, como Pinel, Esquirol, Baillarger, Falret, Morel, Linas, Magnan, Lasègue, Ritti, Billod, Moreau de Tours, entre tantos outros que hoje não são lembrados. A nítida hegemonia e influência das ideias francesas que se estabeleceram por toda a Europa seriam bruscamente interrompidas no fim do século XIX e início do século XX por uma verdadeira horda de brilhantes psiquiatras alemães liderados por Emil Kraepelin.

### PHILIPPE PINEL

Quando explode a Revolução Francesa, o médico Philippe Pinel (1745-1826), um interiorano do Languedoc, já com 40 anos de idade, não havia tido muitas oportunidades em Paris. Baixinho, sem atrativos físicos, tímido, não havia conseguido obter até então sucesso profissional, apesar de ser um leitor voraz de Montesquieu e Rousseau e amigo de Condorcet, o que lhe conferia certa erudição.

A Revolução de 1789 muda sua vida, e ele adere com entusiasmo às novas ideias. Nunca conseguiria ser eleito deputado na Assembleia Constituinte, mas passa a ser prestigiado por sua inteligência e por mostrar-se um alienista filósofo.

Defendia que o Antigo Regime provocava várias doenças físicas na população, mas, com o clima revolucionário, as pessoas sentiam-se melhor em sua saúde física.

Após convencer o triunvirato, Robespierre, St. Just e Couthon, Pinel é nomeado chefe do serviço de alienados do asilo de Bicêtre e remove os grilhões dos "loucos" encarcerados nessa instituição (cena imortalizada no quadro de Robert-Fleury), em 1793 (período do Terror da Revolução Francesa). Pinel dá início, então, a um tratamento mais humano na Europa. Sua atitude reflete mais que um movimento médico; transparece o resultado de uma ideologia de reavaliação da "loucura" em todos os âmbitos filosóficos e literários.

Dar voz ao "louco", ao homem que sofre, ouvi-lo, humanizá-lo, torna-se o lema, conferindo-lhe uma envoltura quase heroica.

> **Há limites no quanto de paixão ou dor que uma pessoa pode suportar antes de ser destruída [...] Culpar alguém que comete suicídio é igual a castigar um doente quando este morre de febre.**
> Do *Werther*, de Goethe

Essa fraterna aproximação é parcialmente motivada pela redescoberta ou, mais ainda, pela revalorização das ideias de Aristóteles e sua aproximação entre o gênio e a loucura, entre o poeta e a melancolia.

Voltando a Pinel, seu *Traité Médico Philosohique sur L'aliénation Mentale ou la Manie*, publicado no ano da Revolução, e sua segunda edição ampliada, já sem o "Manie" no título, em 1809, são considerados marcos não apenas da história da psiquiatria, mas de toda a medicina.[17]

Pinel foi um médico arguto, observador, que investigou e buscou fatos muito mais do que definiu ou se filiou a doutrinas preexistentes (descreveu, porém, a teoria dos humores como vaga e superficial).

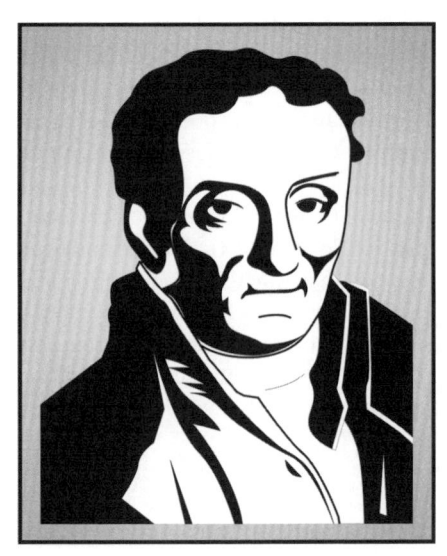

PINEL

Pinel definiu a melancolia como doença caracterizada por um único ou um número limitado de delírios (*délire exclusif*) em oposição à mania ou ao *delirium* (ou delírio) generalizado, que afetaria todas as "faculdades" da mente. Cabe ressaltar que, em francês, usa-se uma única palavra, *délire*, para duas acepções diferentes, enquanto em inglês e alemão há duas palavras, uma para cada acepção, como usadas em português: *delirium* (alteração de consciência em geral por doença física) e delírio (alteração do juízo de realidade). Em seu *Tratado*, a "melancolia" ou o "delírio exclusivo sobre um objeto", ou "delírio parcial", está descrita no capítulo "Primeira espécie de alienação":[61]

> O ar meditabundo e taciturno, sempre desconfiado e cheio de suspeitas e a busca da solidão [...]
>
> Os que padecem dessa enfermidade estão, às vezes, dominados por uma ideia exclusiva, que sem cessar recordam em todas as suas conversações e parece absorver todas as suas faculdades. Outros doentes permanecem abstraídos em um obstinado silêncio que dura muitos anos, sem que alguém possa penetrar no segredo de seus pensamentos [...]
>
> Eu vi perecer desse modo dois soldados austríacos, prisioneiros de guerra, nas enfermarias de Bicêtre, que estavam intimamente decididos a morrer na guilhotina [...]

Em outro trecho, destaca a predisposição desses pacientes a cometer suicídio e a possibilidade de a melancolia assumir uma evolução diferente, já introduzindo a ideia do polo maníaco e do polo depressivo:[61]

> Não há coisa mais difícil de explicar e, sem dúvida, está muito bem comprovado que a melancolia pode assumir duas formas opostas: por vezes um orgulho extremado, uma ideia quimérica de possuir imensas riquezas e um poder ilimitado; outras vezes o abatimento mais pusilânime, a consternação profunda e o desespero. Nos hospitais de loucos encontramos frequentemente casos desses dois extremos. O mordomo de um cavalheiro perdeu seus bens durante a revolução, passou meses no cárcere mostrando-se sempre devorado pelo temor de perecer em suplí-

cio, de repente sua razão começou a transformar-se, foi tomado como louco e em Bicêtre acabou crendo ser o rei da França.

Sob o diagnóstico de delírio parcial (ou melancolia), Pinel descreve ora pacientes tipicamente deprimidos, ora outros pacientes que hoje receberiam o diagnóstico de psicose crônica ou esquizofrenia. De fato, a classificação dos vários tipos de alienação mental não constitui a maior nem a mais importante parte de sua obra. A classificação de Pinel é muito simples, e hoje sem valor, subdividindo-se em quatro tipos:

1) Melancolia, ou *delirium*, relacionada a um tema, mas sem furor
2) Fúria maníaca não delirante
3) Delírio maníaco com comportamento extravagante ou violento
4) Demência com abolição do pensamento

Em outra classificação, Pinel faz uma tentativa de descrição das causas de loucura de 80 pacientes, entre os mais de 200 que encontrou em Bicêtre, e sugere quatro grupos:

1) Desgostos domésticos (dinheiro, ciúmes, divórcio forçado, traição, perda de filhos)
2) Amor (excesso de sensibilidade moral ou excessos de temperamento)
3) Devoção ou fanatismo (creem-se deuses ou profetas, entregam-se a atos pueris da religião)
4) Acontecimentos da Revolução (mudanças da sorte, temor de convocação, entre outras causas)

A classificação de Pinel teria um papel importante na distribuição dos doentes mentais no hospital e na determinação das regras internas de disciplina, daí a necessidade de estabelecer a presença ou não de comportamento violento.

Pinel usa o termo "mania" como sinônimo de qualquer forma de "loucura", como a maior parte dos textos desde os gregos o fazia.[47]

Como visto anteriormente, ele não tinha grandes preocupações nosológicas ou clínicas, e seu pragmatismo esteve praticamente todo voltado para as reformas institucionais. A maioria das pessoas vê em

Pinel um grande filantropo, embora tenha sido chamado de carcereiro por Foucault.

Entre os sucessores de Pinel, convém destacar Esquirol, Falret e Baillarger.

## ESQUIROL

Talvez o mais brilhante discípulo de Pinel e aquele que superou o mestre como clínico tenha sido Jean-Étienne Dominique Esquirol.

Esquirol nasceu em Toulouse, em 1772, em uma família, outrora rica, reduzida à miséria pela Revolução Francesa.

Em Paris, após conhecer Pinel na Salpêtrière, torna-se seu imediato seguidor. Foi estabelecida entre ele e seu mestre uma relação que seria vista quase cem anos depois entre Carl Jung e Freud.

Esquirol se tornou o príncipe coroado da Reforma Psiquiátrica. Em 1817, ele passa a lecionar psiquiatria aos alunos de medicina em Charenton.

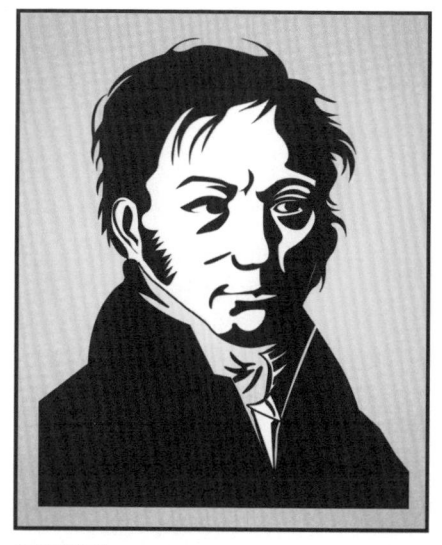

ESQUIROL

Esquirol proclama que a psiquiatria deve ser entendida como uma "medicina mental" e buscar esse entendimento na anatomia cerebral, e não nos metafísicos (filosóficos) ou nos moralistas (a Igreja). Acreditava no papel das relações saudáveis para o tratamento das doenças mentais, tanto que os pacientes de sua clínica privada comiam juntos na mesma mesa que sua família. Para estabelecer relações saudáveis, eventualmente isolava os pacientes dos familiares e amigos que os induziam a praticar comportamentos não salutares.[62]

Em seu famoso *Des Maladies Mentales*, publicado em 1838, exatamente dois anos antes de sua morte, Esquirol faz uma grande compilação de todos os trabalhos que desenvolveu ao longo de sua vida.[63]

O livro introduz o primeiro grande marco divisor antes do alemão Kraepelin, modificando o heterogêneo conceito de melancolia de Pinel, dividindo-o em lipemania e monomania. A lipemania mantém apenas os quadros descritos como melancólicos em seu sentido mais estrito.

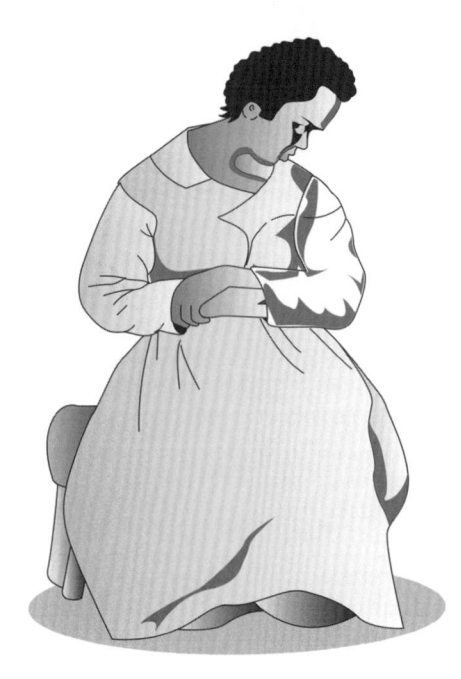

RELEITURA DA REPRESENTAÇÃO DA MELANCOLIA FEITA POR ESQUIROL.

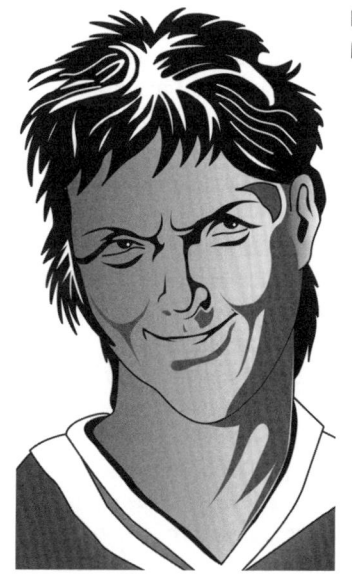

RELEITURA DA REPRESENTAÇÃO DA MANIA FEITA POR ESQUIROL.

Embora o termo *lipe* (do grego, estar triste) tenha rapidamente caído em desuso, o mérito de Esquirol reside na primeira divisão entre transtornos do humor (lipemania), de um lado, e transtornos do juízo (monomania), do outro.

Diferentemente das lipemanias, as monomanias (mono, única; mania, ancestral – significado grego para loucura) eram definidas como um tipo de "paranoia" em que o doente só pode pensar ou só consegue sentir um tipo de ideia, assunto ou emoção. Um excessivo foco em uma única questão. Na monomania emocional, o paciente está obcecado com uma emoção; na monomania intelectual, ele se fixa em uma única ideia ou um conjunto de ideias.

Essa visão tem interessantes reflexões literárias. O Quixote, de Cervantes, é, nesse sentido, um monomaníaco que interpreta a realidade dentro de seu universo de cavalaria.

Edgar Allan Poe, em seu conto *Berenice*, conta a história de Egeu, apaixonado por sua prima Berenice, que, paulatinamente, cada vez mais doente, cadavérica e pálida, vai se consumindo ao longo do romance.

Egeu, porém, fixa-se de maneira obsessiva nos dentes brancos de Berenice e gasta todo seu tempo pensando nos dentes da moça.

Em *Um, nenhum, cem mil*, de Luigi Pirandello, a partir de um inocente comentário da esposa sobre seu nariz, Vitangelo Moscarda não consegue mais se libertar da obsessão de que seu nariz pende para a direita. O personagem se aproxima do quadro hoje chamado transtorno dismórfico corporal.

O jogo compulsivo; a síndrome de Otelo (personagem shakespeariano), em que o ciúme adquire uma força patológica; e os transtornos obsessivos, como o transtorno obsessivo-compulsivo (TOC), são outros exemplos do que Esquirol denominou de monomania.

## FALRET X BAILLARGER

Anos depois, em 1851, Jean Pierre Falret descreve na Salpêtrière uma condição que denominou *forme circulaire de maladie mentale*, ou *folie circulaire*, caracterizada por um período de excitação seguido de um período de tristeza prolongado. Três anos depois, Jules Baillarger descreve sete casos, diante da Academia de Medicina, que apresentavam uma sucessão de dois ataques (*accés*) regulares: um de excitação e outro de depressão, a loucura de dupla forma (*folie a double forme*).[64]

A interessante e curiosa história desses dois homens é contada por Pichot, em 1995.[65]

Ambos nascidos no interior da França, buscam Paris para estudar medicina e se tornam alunos de Esquirol, um em La Salpêtrière (Falret) e outro em Charenton (Baillarger), alcançando elevadas posições em suas carreiras psiquiátricas.

A disputa pela primazia das descrições transformou-se, mais do que em uma discussão científica, em uma verdadeira guerra de insultos, ameaças e torcidas fanáticas de ambos os lados.[65]

## O TRATAMENTO MORAL

Surge com Pinel e com o florentino Vicenzo Chiarugi (1759-1820) uma forma diferente de tratamento que pouco enfatiza os procedimentos orgânicos da insanidade, afinal, dizia-se, não é possível, à luz da ciência, evidenciar nenhuma alteração orgânica nos pacientes.

O tratamento moral, já aqui bastante citado, duvidava da utilidade dos métodos físicos (embora pudesse usá-los se houvesse um intuito terapêutico ulterior) de restrição nos manicômios, que insistiam na busca de fatores orgânicos e no amplo uso de drogas terapêuticas (o que se podia chamar de terapêuticas na época).

Acreditava que "o controle moral", uma teoria baseada em métodos psicológicos, pudesse, por meio de uma atitude médica firme, exemplar (misto de doçura e autoridade), curar o doente. As bases filosóficas do tratamento parecem estar relacionadas com a "incorruptibilidade moral", de Robespierre, e sua intenção era devolver ao paciente "sua responsabilidade moral", convencê-lo de seu "erro" (as ideias delirantes) e propiciar retorno às suas identidades individual e social anteriores.

Pinel nunca definiu exatamente as técnicas que constituíam o "tratamento moral", talvez por isso haja tanta confusão e incerteza na literatura.

Outro fator é o entendimento incorreto do termo "moral" como algo que se relacione com a ética ou com uma adequação dos costumes. Seu uso significava apenas a oposição a métodos físicos e podia ser traduzido puramente por "psicológico". Talvez o melhor fosse dizer psicoterapia ou uma forma dela.[47]

Segundo Pinel:[66]

> Em geral se conseguem piores resultados com medicamentos do que com remédios morais, sobretudo mediante uma atividade física e mental que possa oferecer uma distração aos melancólicos envolvidos em seus tristes pensamentos, e que inclusive modifique sua viciosa circularidade.

As ideias de Pinel angariaram seguidores não apenas na França, mas em toda a Europa, em particular, como citamos, na Inglaterra, com William Tuke (1732-1822), seu filho Henry e seu neto Samuel. Outro nome que merece menção na Inglaterra é o de John Haslam (1766-1844), na época diretor do Bethlem Hospital, uma personalidade algo misteriosa da psiquiatria inglesa, de quem pouco se sabe, a não ser que foi citado e respeitado pela eficácia de seus métodos inclusive por Pinel.[67]

## POLÍTICA X PSIQUIATRIA

Séculos antes da antipsiquiatria e dos diferentes dirigentes da saúde ideologicamente contra o modelo médico, inclusive no Brasil, a psiquiatria francesa é um exemplo de como brilhantes clínicos e cientistas não conseguiram criar escolas ou centros acadêmicos por falta de interesse político.

A partir do início da organização e da disciplina da psiquiatria alemã, a psiquiatria francesa entra em prolongado declínio.

Pinel nunca conseguiu fazer alunos se interessarem por suas aulas. Esquirol, como vimos, começou a dar aulas, mas o curso não era oficial e foi extinto em 1821.

No mesmo ano, Antoine Royer-Collard iniciou um curso de psiquiatria na Universidade de Paris, mas a escola médica foi fechada por razões políticas.

O brilhante psiquiatra Antoine-Laurent Bayle foi o primeiro a defender, em sua tese, de 1822, as alterações psiquiátricas decorrentes de inflamações nas meninges. Isso aconteceu cerca de 60 anos antes de Carl Wernicke (trabalhando em universidade alemã), hoje consagrado autor polonês, estudar o assunto. Por razões de intrigas políticas, Bayle nunca recebeu cargo algum em uma universidade ou hospital.

Outra vítima famosa foi o renomado psiquiatra Joseph Babinski, que descobriu o reflexo neurológico que hoje leva seu nome, no qual os dedos dos pés se estendem em um movimento de abertura. Babinski, por razões políticas, nunca ascendeu a um posto acadêmico.[62]

## A PSIQUIATRIA ROMÂNTICA ALEMÃ

Chamamos de psiquiatria romântica um movimento de oposição à perspectiva neurocientífica, isto é, cérebro-biologia e genética. Nela se destaca a perspectiva psicossocial, enfatizando problemas na história pessoal de cada indivíduo e em seu ambiente. Embora essa perspectiva não seja nova, não era a predominante no fim do século XVIII e no século XIX. Esse grupo de autores é aqui representado pelo alemão Heinroth, que defendia que o estresse vivido pelo homem o levaria à doença mental em termos de posturas religiosas, morais e paixões.

Em 1827, Johann Christian August Heinroth (1773-1842) torna-se o primeiro professor de "terapia psíquica" na Universidade de Leipzig, a primeira da Europa (e do mundo) a ter uma cadeira de psiquiatria. Heinroth nasceu em Leipzig, e consta que se interessou por medicina precocemente, estimulado pelo pai cirurgião.

Em 1814, já como médico, passa a cuidar da Georgeshouse, um local reservado para o abrigo dos desvalidos, isto é, onde pobres, órfãos e doentes mentais são recolhidos.

Claro que se deve novamente lembrar que até esse momento ainda não era possível falar de qualquer espécie de tratamento efetivo. O propósito da instituição era isolar o insano, trancá-lo, afastando-o do medo ocasionado pelo contato com a comunidade (e vice-versa), principalmente lhe dando um pouco de paz.

Heinroth, formado no movimento fundamentalista protestante chamado Pietismo, era, na época, um dos mais ardorosos defensores da ideia de que as doenças mentais eram causadas pela imoralidade e pelos "pecados" nos excessos mundanos, por uma forma não "temente a Deus" de se viver que incidia sobre um fator predisponente interno. O castigo divino levaria o pecador à perda da liberdade (*Unfreiheit*). Uma de suas declarações sobre a definição de "vontade" mostra bem esse início da psicopatologia, um misto de estados clínicos filosóficos e morais: "A vontade de um homem, como seu espírito, tem suas raízes no ser eterno. A vontade é um certificado de nossa origem divina".[68]

Para curar seus doentes, no entanto, Heinroth utilizava-se de todos os recursos terapêuticos da época, incluindo a restrição física e a cura pela água. Os grilhões amplamente usados apenas seriam retirados muitos anos depois, em 1863, por Guntz.

O século XIX assistiu ao enorme crescimento da popularidade das cidades *spa*, levando europeus de várias línguas e com as mais variadas doenças a buscar a cura pela água, tomando-a ou banhando-se longamente.

A cura pela água, também chamada hidroterapia, incluía diferentes modalidades para os insanos: desde os banhos de água quente para os mais agitados, de água gelada para os mais apáticos ou a alternância dos dois procedimentos. Um dos métodos mais populares era uma terapia de choque em que o paciente se via inesperadamente mergulhado na água (*sturzbad*) ou subitamente encharcado por meio de um jato forte de mangueira (*spritzbad*).

Outros métodos tradicionais, como sanguessugas, pequenos sangramentos, eméticos, purgantes e as camas giratórias, completavam o "poderoso" e "úmido" arsenal terapêutico.

Uma das questões mais importantes na obra de Heinroth é antecipar em 80 anos o conceito freudiano de psicossomática. O termo foi por ele introduzido para analisar as relações recíprocas entre as doenças do corpo e da alma

Em seu tratado de psiquiatria, de 1818, mostra sua convicção de que uma doença mental causa uma doença somática: "na grande maioria dos casos não é o corpo que está doente, mas a alma, que, pela sua doença mental direta e primariamente, origina esses problemas que afetam o corpo". Em adição a isso, Heinroth afirma que disfunções físicas podem alterar e piorar doenças mentais, incluindo a depressão.[69]

É interessante notar que, após a morte de Heinroth, em 1843, por muito tempo não se designou um novo professor de psiquiatria em Leipzig. Sugere-se que isso evidenciava a oposição dos outros professores da faculdade de medicina, que não podiam entender como a psiquiatria, um amontoado vago de ideias, pudesse ser uma especialidade médica.

A cadeira de Heinroth passou a ser diluída entre as cadeiras de patologia, fisiologia, filosofia, cirurgia e neurologia.

## O PIETISMO

O pietismo alemão denota um movimento surgido na Igreja Luterana, na segunda metade do século XVII, como uma reação ao excesso de intelectualismo e ao clericalismo, por meio de uma religiosidade fortemente mística.

A experiência religiosa devia assumir um papel preponderante na vida do crente. O primeiro grande líder alemão do pietismo, Philipp Spener (1635-1705), louvava a valorização do comportamento prático dos cristãos, a cultura da vida espiritual com leitura sistemática da Bíblia, orações e abstinência, combate ao jogo, bebedeira, bailes e teatro, enfatizando moderação nas vestes, na bebida e nos alimentos, bem como comportamento cristão nos negócios, tendo o amor como parâmetro visível da piedade cristã.[71]

Curiosamente, nessa época, alguns daqueles que viriam a ser renomados psiquiatras e solidificar a especialidade estavam concluindo seu treinamento em Leipzig: Karl Kahlbaum, Hermann Emminghaus, Theodor Kirchhoff e Carl Moeli.

Anos mais tarde, Paul Emil Flechsig, chefe do setor de psiquiatria desde 1877, irritado, demite seu primeiro assistente após quatro meses de trabalho, alegando que a enfermaria estava imunda e que ele não cuidava bem dos seus pacientes. Seu nome: Emil Kraepelin – que viria a se tornar o psiquiatra de maior destaque da Alemanha anos depois.

Outro fator, talvez o mais importante, era o fato (não confessado) de que o jovem Kraepelin estava muito mais interessado nas ideias e no trabalho do psicólogo e filósofo Wilhelm Wundt, em psicologia experimental, do que em desenvolver seu trabalho clínico. De fato, com Wundt, Kraepelin esperava que a psicologia experimental pudesse fornecer à psiquiatria a ciência de base sobre a qual pudesse assentar seus fundamentos.

Kraepelin, anos depois, não pouparia críticas a seu desafeto, definindo-o como alguém completamente desinteressado pelos doentes e seus problemas. De fato, Flechsig era um reflexo de sua época: estava muito interessado em encontrar explicações localizatórias cerebrais e era extremamente niilista em relação à possibilidade de tratamento dos pacientes.[62]

No entanto, ao longo de sua vida, Kraepelin é grato a Wundt, que o apresentou aos procedimentos experimentais em psicologia e ao uso de drogas, os primeiros passos para sua futura obra de desenvolvimento da nosografia empírico-clínica.

Essa gratidão está presente em cartas e na dedicatória de *Ueber die Beeinflussung Einfacher Prychischer Vorgange Durch Einige Anzneimittel* (*Sobre a influência de medicações em alguns processos psíquicos*), de 1892.[70]

# EMIL WILHELM MAGNUS GEORG KRAEPELIN

Na sexta edição do seu *Tratado de psiquiatra*, em 1899, Kraepelin (1856-1926), com a preocupação de classificar as doenças mentais e de-

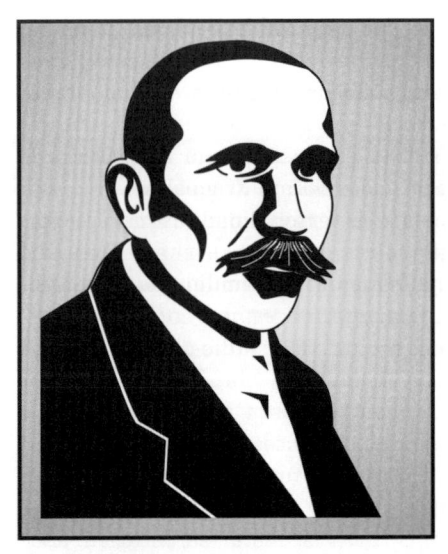

EMIL KRAEPELIN

limitar entidades distintas, propõe a famosa dicotomia entre demência precoce e loucura (ou insanidade) maníaco-depressiva.[72]

Proposto no fim do século XIX, é ainda o mais forte e antigo conceito taxonômico (do grego τάξις, táxis, arranjo; e νομία, nomia, método, ou seja, ordenação) vigente na psiquiatria.

Suas ideias passaram sobre as demais propostas classificatórias como um panzer passaria sobre um gato e ainda, com raras exceções, servem de balizamento para pesquisas neuroquímicas, clínicas e genéticas.

É possível dizer que psiquiatras ainda vivem em um mundo kraepeliniano.[73]

Emil Kraepelin cursou medicina em Wurzburg e em Liepzig, onde estudou com Wilhelm Max Wundt (1832-1920). Ainda estudante, decidiu tornar-se psiquiatra e ganhou um prêmio da Universidade de Wurzburg por seu trabalho na área psiquiátrica. Posteriormente, com 21 anos, foi assistente de Franz von Rinecker.

Após ser aprovado em concurso na Universidade de Wurzburg, em 1878, sucedeu a Auguste Henri Forel (1848-1931) como assistente de

Johann Aloys von Gudden (1824-1886), em Munique, trabalhando aí por quatro anos.

No laboratório de von Gudden, além de Kraepelin e Forel, trabalharam Oskar Panizza e Franz Nissl, que tornaram esse laboratório a primeira célula do futuro Instituto de Pesquisa em Psiquiatria de Munique, fundado mais tarde pelo próprio Emil Kraepelin.

Johann Aloys von Gudden é hoje uma personalidade esquecida, mas foi um dos mais renomados psiquiatras da época, muito interessado em psiquiatria biológica. Designado médico da família real, von Gudden tentou tratar do famoso rei Ludwig II da Baviera, com quem, em situações misteriosas, morreu afogado em 13 de julho de 1886, no lago Starnberg, perto do castelo de Berg.[74] Uma cruz, sobressaindo das águas próximas da margem do lago Starnberg, recorda, hoje, ao visitante o lugar onde se afogaram, em uma noite de Pentecostes de 1886.

O rei estava recluso em seu castelo em função do diagnóstico de paranoia que recebera de quatro médicos, entre eles von Gudden. Enclausurado, sem possibilidade de fugir ou matar-se, ninguém sabe como o rei convenceu seu psiquiatra a dar um passeio pelas margens do lago sem acompanhantes. Aparentemente houve luta corporal entre eles, segundo observou-se na necropsia.

Voltemos a Kraepelin. Após a escaramuça com Paul Emil Flechsig, já descrita, felizmente ele logo encontra trabalho na Policlínica de Wilhelm Erb.

Trabalhando com Gudden no München Kreisirrenanstalt, em Munique, mas precisando de dinheiro para casar-se com sua noiva de mais de sete anos, Ina Schwabe, Kraepelin aceita a posição de médico-chefe a noroeste de Breslau, na província da Silésia.

Em 1884, novamente retorna a Dresden e, em 1886, estabelece-se como professor de psiquiatria na Universidade de Dorpat, hoje Tartu,

---

Kraepelin era um ferrenho adversário do álcool e do tabaco e escreveu vários trabalhos sobre o assunto. Talvez, porém, tivesse de fazer vistas grossas ao seu amigo e colega Alois Alzheimer, que se fazia sempre acompanhar de um majestoso charuto, inclusive durante as aulas e em suas supervisões com os alunos junto aos microscópios de seu laboratório.

na Estônia, sucedendo Hermann Emminghaus, um velho amigo que o ajudará posteriormente a obter a cátedra de Heidelberg.

Em 1891, Kraepelin é indicado para a referida cátedra, de onde sairá, em 1903, para tornar-se professor de psiquiatria clínica na Universidade de Ludwig-Maximilians, em Munique. Nessa época, Alois Alzheimer estava em Heidelberg havia apenas um ano e, a convite de Kraepelin, aceitou de bom grado acompanhar o amigo e parceiro para um laboratório maior e com mais recursos em Munique. Em 1906, em um encontro da Sociedade de Alienistas do Sudoeste, Alzheimer apresenta os achados neuropatológicos de uma mulher falecida aos 51 anos: *eine eigenartige Erkrankung der Hirnride* (uma doença peculiar do córtex cerebral), o primeiro relato da doença que viria a ter o seu nome. Não cabe nos estendermos sobre seu trabalho, mas Alzheimer é apenas um dos exemplos ilustres, talvez o *spalla*, de uma orquestra extremamente afinada que Kraepelin formou em Munique.

Kraepelin, até então bastante inquieto, permaneceu em Munique até sua aposentadoria, em 1922.

Foi igualmente um dos pioneiros no que se convencionou chamar de psiquiatria transcultural, tendo viajado a Índia, Java, Estados Unidos e México. Morreu em 1926, quando ainda se preparava para uma viagem ao Ceilão (hoje Sri Lanka).

Esse homem brilhante gostava e entendia muito de artes plásticas, apreciava poesia e era um bom poeta romântico. Chegou a escrever uma biografia de Bismarck, em que compara seus próprios aspectos psicológicos com os do grande "Chanceler de Ferro" da Alemanha.[74]

A dicotomia proposta por Kraepelin, na sexta edição de seu tratado, em 1899, contrapunha-se à ideia dominante na psiquiatria alemã de psicose única.[72] A teoria da psicose única (*Einheitspsychose*), de Wilhelm Griesinger (1817-1868), grande psiquiatra alemão falecido então há cerca de 30 anos, propunha que a melancolia era o estágio inicial de uma única doença que progressivamente passaria por outros estágios até desembocar na insanidade. O cérebro, portanto, não adoeceria de muitas doenças, mas de apenas uma, e as diversas doenças diagnosticadas seriam apenas diferentes estágios dessa mesma doença.

Griesinger é considerado por muitos o primeiro psiquiatra de inspiração biológica buscando correlações entre grupo de sintomas e o cérebro.

A ideia da psicose única influenciaria grandes nomes da psiquiatria, como Karl Kahlbaum (1828-1899), na Alemanha, e Henry Maudsley (1835-1918), na Inglaterra.[75]

Apesar de opor-se à ideia de doença única adotada por Kahlbaum, Kraepelin foi influenciado pelo grande psiquiatra de Görlitz.

Em 1874, Kahlbaum descreveu em seus trabalhos a catatonia, quadro que se manifestava com um grande comprometimento motor e que acometia os doentes com uma profunda melancolia.

Ao adotar o conceito de catatonia, Kraepelin anexa esses quadros como uma das formas de sua demência precoce (esquizofrenia) e também inova ao acompanhar o paciente em seu diagnóstico sincrônico (transversal) e diacrônico (longitudinal), aspecto este que não tinha especial atenção da psiquiatria na época (Lanteri-Laura, 1957).[76]

As diferentes edições de seu tratado mostram um Kraepelin em constante evolução de suas ideias. Um exemplo diz respeito ao conceito e ao *status* nosológico da melancolia involutiva.

Na sétima edição de seu *Tratado*, ele descreve a melancolia involutiva como uma depressão agitada que ocorria pela primeira vez após os 40 anos, sendo uma entidade separada da insanidade maníaco-depressiva.

Já na oitava edição, confrontando um trabalho de Dreyfus com sua própria experiência clínica, Kraepelin abandona a ideia de uma entidade independente e volta a inseri-la no contexto da insanidade maníaco-depressiva. Dreyfus, reexaminando boa parte dos pacientes descritos por Kraepelin como apresentando a doença, apontou para o fato de que a maioria exibia episódios prévios e que o prognóstico era melhor do que o proposto anteriormente.

Outro exemplo de seu espírito crítico é o refinamento contínuo do conceito de estado misto, introduzido na quinta edição, excluído na sexta e aperfeiçoado após o trabalho junto a seu assistente, Weygandt, para sua sétima edição.

Kraepelin usou o termo "estado misto" para descrever quadros caracterizados pela ocorrência simultânea de sintomas opostos da psicose maníaco-depressiva: dois tipos na sexta edição, seis na sétima edição (mania depressiva ou ansiosa, depressão excitada, mania com pobreza do pensamento, estupor maníaco, depressão com fuga de ideias e mania inibida).[77]

## KRAEPELIN E O BRASIL

O brilhante trabalho de Cristiana Facchinetti e Pedro Muñoz,[78] aqui resumido, mostra o imenso prestígio e reconhecimento de Kraepelin, salientando o papel importante que o autor alemão exerceu sobre os primeiros anos da psiquiatria brasileira.

No fim do século XIX e início do século XX, os psiquiatras brasileiros estavam predominantemente dominados pela teoria da degeneração, aplicada à psiquiatria pelo francês Benedict Morel.

Explicando de forma breve, a teoria da degeneração defendia que alguns indivíduos apresentariam um desvio doentio da raça humana perfeita criada por Deus. A degeneração cada vez maior incapacitaria o indivíduo degenerado e seria transmitida a seus descendentes de maneira cada vez mais grave até a extinção da linhagem. Como não havia cura, deveria evitar-se a propagação dessas doenças.

O psiquiatra francês Magnan acreditava que a miscigenação era uma forma de disseminar a degeneração, e os mestiços representavam esse abandono das raças puras.

O Brasil era um dos melhores exemplos de miscigenação e, portanto, de uma vasta população degenerada que levaria à inviabilidade da nação.

Em 1899, um dos mais eminentes psiquiatras brasileiros, Nina Rodrigues, publicou *Mestiçagem, degenerescência e crime*, procurando provar suas teses sobre a degeneração e as tendências ao crime dos negros e mestiços. Para ele, negros e mestiços eram a causa da inferioridade do Brasil.

A oposição a isso chega com uma leva de novos psiquiatras profundamente inspirados na psiquiatria alemã já no início do século XX.

Entre eles, Juliano Moreira foi nomeado diretor do Hospício Nacional de Alienados e planeja importantes reformas baseado em Kraepelin e na organização de sua clínica de Munique.

Mantendo frequente contato com Kraepelin, Moreira modernizou a instituição instalando os mais avançados equipamentos de laboratório de que se dispunha na época e estimulando o início de uma psiquiatria científica.

Também inspirado na psiquiatria alemã, Moreira estabeleceu o movimento de reformas no âmbito das terapêuticas, com a retirada das grades, o abandono dos coletes de força e a aceitação de admissões voluntárias.

Por fim, seguindo Kraepelin, a comissão de 1908 retomou os pressupostos da universalidade da doença mental, que funcionava como uma pá de cal nas ideias poligenistas, já que considerava que havia apenas uma espécie (humana), e não raças, o que modificava a concepção acerca da degeneração.

## A ESCOLA DE WERNICKE-KLEIST

A unificação de todos os transtornos do humor sob o mesmo conceito de loucura maníaco-depressiva, de Kraepelin, causou grande rejeição em alguns círculos psiquiátricos, não apenas fora da Alemanha (Inglaterra, França, Escandinávia), mas no próprio país,[11] onde existia uma tendência hostil à descrição extremamente compartimentalizada de categorias, ou seja, apenas três: demência precoce (esquizofrenia), paranoia e loucura maníaco-depressiva.[65]

Karl (ou Carl) Wernicke (1848-1905), em Breslau (hoje a cidade polonesa de Wroclaw) e posteriormente em Halle, contemporâneo de Kraepelin, tentou construir um ambicioso sistema de significados entre sintomas psiquiátricos e áreas cerebrais específicas. O tempo consagrou, no entanto, muito mais seus achados neurológicos sobre os efeitos do traumatismo craniano na linguagem (área e afasia de Wernicke).

Wernicke recusou-se a aceitar as teorias de Kraepelin e afirmava ser possível distinguir cinco tipos diferentes de melancolia: a afetiva, a depressiva, a agitada, a atônita e a hipocondríaca. Acreditava que essas formas não se relacionavam em absoluto com a psicose maníaco-depressiva e eram uma entidade diversa.

Sua morte prematura (ao andar de bicicleta, foi atropelado por um caminhão), e provavelmente sua classificação muito complicada, que seu discípulo Kleist aperfeiçoou (ou complicou ainda mais), fizeram as ideias dessa escola serem marginalizadas e terem poucos seguidores. Jaspers, por exemplo, chamou suas ideias de mitologia cerebral.

Lastimavelmente, isso talvez tenha postergado em demasia o reconhecimento da proposição que Karl Kleist (1879-1960) e sua aluna Edda Neele já haviam feito na primeira metade do século XX, dividindo os quadros afetivos em unipolar (*empolig*) e bipolar (*zweipolig*).

Kleist definiu também um subgrupo de psicoses, as psicoses cicloides, que, na classificação de Kraepelin, faziam parte da esquizofrenia e das doenças afetivas.[79]

Apenas com a revalorização dos trabalhos de Karl Leonhard (1904-1988), aluno desde 1936 e sucessor de Kleist em Berlim nas décadas

## EXCERTO DA CLASSIFICAÇÃO DE LEONHARD RELACIONADO COM AS DOENÇAS AFETIVAS

1. Formas puras de psicoses endógenas (*reine Formen endogener Psychosen*): Melancolia pura (*reine Melancholie*)

   Mania pura (*reine Manie*)
   - Depressões puras (*reine Depressionen*)
   - Depressão agitada (*gehetzte Depression*)
   - Depressão hipocondríaca (*hypochondrische Depression*)
   - Depressão autotorturada (*selbsqualerische Depression*)
   - Depressão paranoide (*argwohnische Depression*)
   - Depressão fria (*teilnahmsarme Depression*)
   - Euforias puras (*reine Euphorien*)
   - Euforia improdutiva (*unproduktive Euphorie*)
   - Euforia hipocondríaca (*hypochondrische Euphorie*)
   - Euforia exaltada (*schwarmerische Euphorie*)
   - Euforia confabulatória (*konfabulatorische Euphorie*)
   - Euforia fria (*teilnahmsarme Euphorie*)

2. Formas poliformas das psicoses endógenas (*vielgestaltige Formen endogener Psych*)
   - Doença maníaco-depressiva (*manisch-depressive Krankheit*)
   - Psicoses cicloides (*cycloide Psychosen*)
   - Psicose de angústia/felicidade (*Angst – Gluck-Psychosen*)
   - Psicose confusional excitada/inibida (*erregt-gehemmte Verwirrtheitspsychose*)
   - Psicose da motilidade hipercinética/acinética (*hyperkinetisch-akinetische Motilitatspsychose*)

Fonte: Sallet e Gattaz.[79]

de 1950 e 1960, adotou-se a divisão entre a depressão unipolar e a depressão bipolar (um excerto da classificação pode ser visto no quadro a seguir). Para isso, contribuíram duas das mais importantes publicações na área de transtornos do humor em toda a história da psiquiatria: os trabalhos de Julius Angst, na Suíça, e o de Perris, na *Acta Psychiatrica Scandinavica*, publicados quase simultaneamente em 1966, confirmando as proposições de Leonhard.[80,81] A classificação a seguir soa tão hermética aos psiquiatras hoje como soaria a um engenheiro.

Perris estudou 138 pacientes com ao menos um episódio de depressão e um de mania (doença bipolar), 139 pacientes com ao menos três episódios de depressão (depressão unipolar) e 17 pacientes com ao menos três episódios de mania sem depressão (mania unipolar). Ele sugere que a doença bipolar surge em média 15 anos antes da depressão unipolar e tem maior número de recorrências, além de haver diferenças genéticas, de personalidade e de prognóstico entre os dois quadros.

Paykel,[82] em um comentário sobre o que deve ser lido sobre depressão, publicado no *British Journal of Psychiatry*, em 1979, destaca alguns trabalhos importantes na literatura existente e cita o artigo de Perris entre os mais relevantes e memoráveis por sua importância clínica.

# ERNST KRETSCHMER

Ernst Kretschmer (1888-1964) nasceu em uma pequena cidade da região da Swabia, no Sul da Alemanha. Seu pai era pastor e casou-se com a filha de outro pastor protestante, religião que marcou muito a vida e o caráter de Kretschmer. Essa influência levou-o a estudar teologia juntamente com medicina.

Em Tübingen, onde desenvolveu sua carreira, Kretschmer foi profundamente influenciado por seu professor e chefe, Robert Gaupp.

Em 1914, em sua monografia, *Sobre a psicologia do assassinato de massas* (mais de 80 anos antes da tragédia de Columbine), Gaupp estudou um caso que teve grande impacto popular na época.

Wagner, um professor de aldeia de 39 anos, matou a mulher e os quatro filhos, sendo que em outra cidade havia ateado fogo em várias casas e matado 10 homens, ferindo outros nove.

Uma vez contido, Wagner foi examinado na clínica de Tübingen, e Gaupp entrevistou-o. Wagner sempre foi um homem sensível, tímido, inseguro, com conflitos em várias áreas, inclusive na vida sexual. Certa noite, embriagado, envolveu-se em uma relação homossexual. A partir daí, o enorme sentimento de culpa e a personalidade sensível levaram-no a desenvolver um delírio; seu sentimento de culpa projeta-se nos outros, e ele passa a acreditar, em seu quadro delirante, que todos o apontam, acusam e riem dele.

Por vezes, ocorre a transformação do perseguido no perseguidor, e ele resolveu vingar-se de todos aqueles que o perseguiam.

Assim, Gaupp sugere que há uma personalidade prévia, sensível, que, submetida ao desencadeante ambiental, poderia levar ao desenvolvimento de um quadro psiquiátrico, em particular os delírios paranoides.[83]

Kretschmer desenvolveu a ideia de que os grandes quadros psiquiátricos desenvolviam-se, então, em indivíduos predispostos de maneira progressiva e compreensível por meio da empatia, enfatizando isso em seu livro *Delírio sensitivo paranoide*, de 1918.

Sua postura dimensional de um *continuum* entre a personalidade e a psicose contrapunha-se às ideias de psiquiatras renomados como Kraepelin, Jaspers e, posteriormente, Kurt Schneider, que entendiam haver uma ruptura completa entre a sanidade e a doença.

A questão do diagnóstico dimensional, dos *continuuns*, contrapondo-se ao diagnóstico categorial, ou se está doente ou não, não havendo um *continuum* entre essas categorias, persiste até hoje em psiquiatria.

Seu segundo livro, *Constituição e caráter*, de 1921, desenvolve a ideia de que a personalidade e o corpo são geneticamente codeterminados, dando origem a três tipos homogêneos: o astênico, associado à personalidade esquizotímica; o pícnico, associado à personalidade ciclomática; e o atlético, associado à personalidade enequética.

As duas maiores psicoses, esquizofrenia e ciclotimia (considerada, na obra, sinônimo de psicose maníaco-depressiva), além da epilepsia, desenvolveram-se progressivamente da característica normal para o transtorno da personalidade (psicopática para o autor), e desta para a doença franca (ver quadro a seguir).

Ernst Kretschmer recebeu várias críticas, inclusive uma das mais virulentas partiu de Jaspers, que o acusou de construir um sistema de corpos ideais meramente artístico, inexistente e não científico.

De fato, a validação de seus resultados no que tange à questão da relação entre o tipo físico e a doença não foi obtida por pesquisadores modernos, embora tenha angariado defensores apaixonados ao redor do mundo, como o norte-americano William Sheldon, que tentou ampliar seu modelo.

Von Zerssen, citado por Häfner,[83] por exemplo, sugere que Kretschmer tenha se esquecido de valorizar a idade do surgimento do quadro depressivo ou do transtorno bipolar, em que "geralmente o início é mais tardio e os pacientes são consequentemente avaliados em seu físico com mais idade".

No entanto, suas ideias sobre o *continuum* nos transtornos afetivos, tanto unipolares quanto bipolares, têm suscitado ainda muita polêmica.[84]

Nem tudo foi como Kretschmer queria, mas algo ainda pode reavivar a chama da biotipologia. Recentemente vindos de outra área, a endocrinologia, estudos em obesidade levados adiante inicialmente por Björntorp, na Suécia, em 2002, e, posteriormente, por um grande número de pesquisadores, inclusive na área psiquiátrica, mostram importante correlação entre um tipo de obesidade – a chamada obesidade visceral ou abdominal – com a depressão.

| TIPO FÍSICO | PERSONALIDADE NORMAL | PERSONALIDADE PSICOPÁTICA | DOENÇA |
|---|---|---|---|
| Leptossômico (magro, ossos longos) | Introvertido, tímido, retraído | Esquizoide, excêntrico | Esquizofrenia |
| Pícnico (gordo, atarracado) | Amigável, alegre | Ciclotímico, oscilações do humor | Psicose maníaco-depressiva |
| Atlético (musculoso, forte) | Fleumático | Explosivo | Epilepsia |

> Os psicopatas sempre estiveram aí, mas nos bons tempos nós os examinávamos e nos (atuais) maus tempos eles nos dão ordens.
>
> Ernst Kretschmer, citado por Häfner[83] durante o nazismo.

# HIGIENIZAÇÃO

Durante todo o século XIX, a busca pela "purificação" e aperfeiçoamento do homem encontra-se presente em suas práticas políticas e sociais. Como uma espécie de protonazismo, a "limpeza" social é conduzida de forma natural e fundamentada em um estudo científico, no mínimo, preconceituoso. Está é uma característica muito presente no Positivismo do século XIX. A eugenia toma como base, de forma equivocada, as teorias evolucionistas de Darwin e, principalmente, o darwinismo social protagonizado por Herbert Spencer.

Pobres, negros, imigrantes, deficientes – físicos e mentais –, prostitutas, homossexuais, todos aqueles que não se encaixam no padrão de vida e na conduta burguesa são classificados e denominados degenerados. Prisões e manicômios são inaugurados para a reclusão desses marginais e párias da sociedade; a psiquiatria tem aí papel fundamental. Cesare Lombroso, psiquiatra italiano, é considerado o criador da antropologia criminal; o crime, segundo sua teoria, é uma condição natural e hereditária do homem, classificando o criminoso como um doente. O uso das teorias com base na frenologia – estudo dedicado a determinar características de personalidade por meio da forma e do tamanho dos crânios – propõe que um criminoso pode ser identificado a partir da forma e do tamanho de seu crânio, podendo, assim, ser capturado antes mesmo de cometer um crime.

Esses párias sociais, quando não presos, são internados em hospitais e manicômios para que sejam tratados e "regenerados". Não diferente da teoria, as condutas e práticas de tratamento psiquiátrico dado a esses sujeitos são não menos que controversas; tratamentos de choque e lobotomias são comuns em diversos casos. A escola positivista, em diversos campos do conhecimento, ignora a subjetividade do ser humano e a substitui por um empirismo baseado em pseudociências. Não é à toa que, no século seguinte, as maiores ações de eugenia, extermínio sistemático e higienização das "raças" são realizadas: o nazismo e os genocídios do Leste Europeu.

## DEPRESSÃO E TRANSTORNO BIPOLAR DURANTE O NAZISMO

Em 14 de julho de 1933, a ditadura nazista, no seu desejo de praticar a eugenia, assinou a lei para a prevenção da transmissão de doenças genéticas.

A lei era de coautoria do médico Arthur Gutt, do advogado Falk Ruttke e do psiquiatra Ernst Rudin, um entusiasta do projeto e líder do movimento.

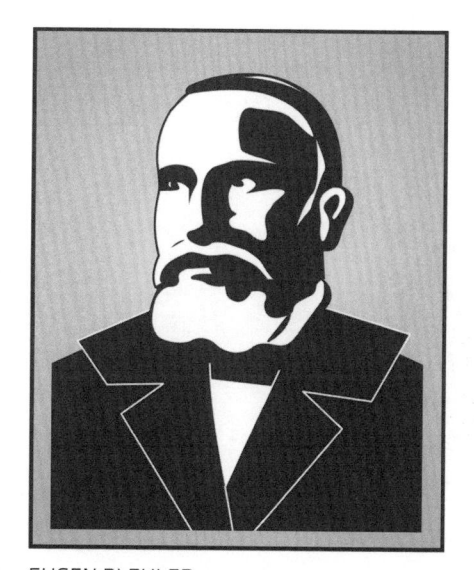

EUGEN BLEULER

Destaca-se que Ernst Rudin era um eminente professor e foi sucessor de Kraepelin no que hoje é o Max Planck Institute of Psychiatry, tendo trabalhado em Zurique com Eugen Bleuler, que cunhou o termo "esquizofrenia".

Em 1942, Rudin defende a ideia de eliminar crianças com clara inferioridade.

Qualquer cidadão alemão, homem ou mulher, que sofresse de uma das nove condições (supostamente hereditárias) a seguir deveria submeter-se à lei de esterilização: deficiência mental, esquizofrenia, psicose maníaco-depressiva, epilepsia, doença de Huntington, cegueira genética, surdez genética, alcoolismo, grave deformidade física congênita.

Dependente de uma duvidosa combinação de tônicos, comprimidos, injeções de hormônios sexuais, em poucos anos o todo poderoso Fuher ficou reduzido a uma frágil figura trêmula e de gestos nervosos e reações intempestivas.

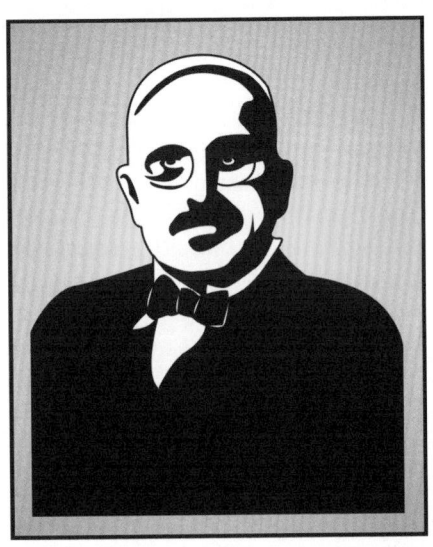

MAYER-GROSS FOI UM DOS MAIS RENOMADOS PSIQUIATRAS DE ASCENDÊNCIA JUDAICA QUE TROCOU A ALEMANHA PELA INGLATERRA EM FUNÇÃO DAS LEIS RACIAIS DO III REICH.

Muito da sua ficha médica foi perdido, mas não em sua totalidade. Cartas de seu médico, apontamentos, receitas, algumas caixas de medicações fazem-nos antever que é possível que Hitler usasse cerca de 28 medicamentos diários, incluindo opiáceos potentes e metanfetamina, provavelmente heroína, cocaína, camomila, cafeína, entre outros.[85]

No meio desse tresloucado tratamento, estona o infame doutor Theodor Morell, seu médico particular, um grande charlatão. Hitler o conheceu em 1936 e, após alguns tratamentos bem-sucedidos, considerou o médico um gênio. Recomendou-o a outros líderes nazistas, incluindo Hermann Göring, Hummler e Albert Speer, que logo perceberam que o médico era um charlatão.

No documentário do National Geographic Channel, *Nazi Underworld*, Nassir Ghaemi, professor de psiquiatria do Tufts Medical Center, em Boston, analisando a história clínica de Hitler, afirma que todas essas medicações pioraram seu provável quadro psiquiátrico, que possivelmente seria um transtorno bipolar.

Ironicamente, seu mais sagaz e brilhante inimigo, Winston Churchill, apresentou esse diagnóstico ao longo de sua vida e batizou seus dias mais negros como *black dog* (cão negro).

> Em 1936, quando minha circulação e meu estômago estavam ruins, fui ao consultório particular do doutor Morell. Após um exame superficial, ele prescreveu-me bactérias intestinais, dextrose, vitaminas e comprimidos de hormônios.
>
> Por sorte, eu posteriormente tive uma consulta bastante pormenorizada com o doutor Beckmamor, especialista em medicina interna da Universidade de Berlim. Eu não sofria de nada orgânico... apenas sintomas nervosos, pelo excesso de trabalho.
>
> Para evitar ofender Hitler, eu fingi que havia seguido obedientemente as ordens de Morell...[86]

# 7
# BREVE HISTÓRIA DOS TRATAMENTOS

# AS PSICOTERAPIAS (OU COMO FALAR DE PSICOTERAPIA EM UM MINUTO)

A melancolia sempre interessou a Freud porque ele próprio já havia passado por um período depressivo. Em cartas ao seu amigo otorrinolaringologista Fliess, queixava-se de estar deprimido, desanimado, sem ânimo e abatido. A depressão provavelmente foi desencadeada por seu rompimento com Breuer, que discordava de suas controvertidas ideias sobre a histeria e as teorias de sedução.

Pouco mais de uma década depois, Freud publica seu principal artigo sobre o tema.

Em 1915, escreve *Luto e melancolia* em duas versões, sendo a primeira enviada a Abraham, em fevereiro, e a definitiva, aparentemente concluída em maio, dando início à primeira tentativa psicológica de entendimento causal e de tratamento psicoterápico da depressão.

Freud discute as semelhanças entre o estado normal de luto e a melancolia, ambos apresentando em comum uma perda de interesse pelo mundo externo, e as dessemelhanças, já que, no luto, a perda do objeto é real, e, na melancolia, o objeto não desapareceu, mas foi "perdido enquanto objeto de amor".[87]

Autores como Abraham, René Spitz, Melanie Klein, Jacobson e Arietti, entre outros, desenvolveram as ideias de Freud, além de difundi-las com as que apregoavam.[88]

É importante, no entanto, destacar a abertura do texto, que demonstra o quanto Freud estava à frente de muitos dos seus seguidores:[89]

> A melancolia, cuja definição conceitual é oscilante, mesmo na psiquiatria descritiva, apresenta-se sob várias formas clínicas, cuja síntese em uma unidade não parece assegurada, e dentre estas algumas sugerem afecções mais somáticas que psicógenas.

Embora a psicanálise tenha oferecido, nos últimos cem anos, importantes construtos teóricos sobre a melancolia, essas proposições carecem ainda de valor heurístico, até pela incapacidade de partilhar a mesma terminologia com a psiquiatria e iniciar protocolos de pesquisa conjuntos.

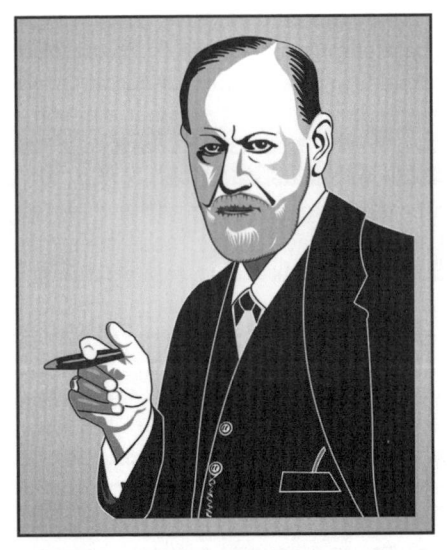

FREUD

Conta-se que, provocado por um aluno que lhe perguntou por que um paciente permanecera mutista durante sua entrevista e, posteriormente, procurando o Dr. Sigmund Freud, conversou com ele durante cerca de duas horas, von Jauregg* respondeu que a ele pouco interessava o que um louco conversava com outro durante tanto tempo.

## AS ABORDAGENS COMPORTAMENTAIS E COGNITIVAS

A terapia cognitiva passa a interessar-se pelo comportamento depressivo já em 1963, quando o psicólogo norte-americano Aaron Beck começou a publicar estudos sobre a relação entre o pensamento e a depressão.

---

* Julius Wagner von Jauregg (1857-1940), descobridor da malarioterapia para o tratamento da paralisia geral progressiva.

# HISTÓRIA DA MELANCOLIA    145

Treinado como psiquiatra dentro de um modelo psicanalítico, Beck afirma que, ao tentar analisar a base empírica da teoria de Freud sobre a depressão, lhe chamou a atenção o fato de os pacientes descreverem que sofriam por um fluxo de pensamentos negativos automáticos, como "Minha parceira acha que não sou bom", "Isso não vai dar certo" ou, ainda, "Meu parceiro está pensando em me deixar".[90] Beck elabora um modelo de intervenção que dá início ao que mais tarde, por volta de 1970, considerou-se a revolução cognitiva na psicoterapia. Para ele, a presença de crenças disfuncionais é o que gera a patologia.

No caso da depressão, crenças disfuncionais geralmente relacionadas a não ser amado ou ser inadequado produzem pensamentos negativos que distorcem a percepção da realidade e afetam significativamente o comportamento do indivíduo, gerando e mantendo os sintomas: "Em meu primeiro trabalho, percebi que quando ajudava os pacientes a mudar seu diálogo interno (seus pensamentos), ajudava-os a sentirem-se melhor".[90] Para essa finalidade, o terapeuta cognitivo ajuda o paciente a reconhecer o que se chamou de "pensamentos automáticos" negativos, discutindo as evidências que substanciam esse pensamento, checando sua validade e desafiando-o.

A terapia cognitiva tem entre suas bases teóricas o questionamento socrático, ou maiêutica.

Maiêutica significa "dar à luz", "parir". Sócrates pressupunha que as grandes respostas, as nossas verdades, estão em cada um de nós de modo latente, e, de acordo com o questionamento simples, é possível dar-lhes à luz. As duas partes do "parto" socrático incluíam: primeiro, duvidar de seu próprio saber sobre determinado assunto e, posteriormente, estimulá-lo a pensar em alternativas para a questão.

A maiêutica, criada por Sócrates no século IV a.C., tem um belo exemplo no diálogo *Teeteto*, quando o jovem matemático de mesmo nome discute com Sócrates "O que é o conhecimento".

As referências filosóficas da terapia cognitiva remontam igualmente aos filósofos estoicistas, como Zenão de Cítio, Sêneca, Marco Aurélio e Epicteto, autor da frase "Os homens não são perturbados pelas coisas, mas sim pelas visões que têm delas".

Da mesma forma, filosofias orientais, como o taoismo e o budismo, enfatizam que as emoções humanas se baseiam em ideias e crenças.

Até hoje a terapia cognitiva de Beck baseia-se na visão teórica de que os sentimentos e os comportamentos do indivíduo são determinados pelo modo como ele estrutura e interpreta o mundo por meio de seus pensamentos e suas crenças.

É interessante notar que essas ideias já estavam sendo discutidas dentro do círculo freudiano por um Alfred Adler que, posteriormente, em 1911, abandonou a organização psicanalítica vienense por "divergências irreconciliáveis" com Freud.

Freud criticava-o duramente pelo conjunto de suas posições, como "a de se apegar a um ponto de vista biológico, de utilizar a diferença dos sexos em um sentido estritamente social (meninos desde a infância eram educados assertivos, e meninas na direção oposta) e, enfim, de valorizar excessivamente a noção de inferioridade".[90]

De fato, Adler nunca aceitou completamente os conceitos de recalque e libido freudianos e enfatizava a terapia como uma forma de tentar compreender como o indivíduo percebia e vivenciava seu mundo.

> Não sofremos pelo choque de nossas experiências – o chamado trauma –, mas fazemos delas exatamente aquilo que serve a nossos propósitos. Somos autodeterminados pelo significado que atribuímos a nossas experiências, e provavelmente existe sempre algo de errado envolvido quando tomamos certas experiências específicas como base para nossa vida futura. Os significados não são determinados pelas situações, mas antes determinamos a nós mesmos pelos significados que atribuímos às situações.[90]

Outro modelo, também bastante conhecido, é o de Seligman, proposto em 1975. Esse autor verificou que animais, e posteriormente humanos, expostos a estímulos incontroláveis e imprevisíveis desenvolviam um comportamento caracterizado por apatia e prejuízo da capacidade de aprendizagem, a que denominou "desamparo aprendido". Dessa forma, Seligman e seus seguidores procuravam explicar os sintomas depressivos como decorrentes da falta de controle do indivíduo sobre situações adversas ou imprevisíveis que pudessem acarretar sofrimento. Ainda hoje, a terapia comportamental para depressão parte do pressuposto de que os sintomas depressivos se manifestam e se mantêm quando a capacidade do indivíduo de conseguir reforços no ambiente está prejudicada.

As últimas duas décadas têm oferecido vários estudos controlados no sentido de averiguar a eficácia da terapia cognitivo-comportamental, tanto na fase aguda da depressão quanto na prevenção de recaídas.[91]

HISTÓRIA DA MELANCOLIA    **147**

# A ELETROCONVULSOTERAPIA

Até os anos de 1930, as opções para o tratamento dos transtornos psiquiátricos eram limitadas e, sobretudo, inefetivas. Psicanálise era o procedimento mais utilizado em indivíduos em regime ambulatorial sem qualquer utilidade para os quadros psiquiátricos mais graves. Tratamentos somáticos então utilizados são hoje folclóricos e já eram de nenhuma eficiência, como a hidroterapia, o coma induzido por insulina, a sonoterapia. Em 1934, o neuropsiquiatra húngaro Joseph von Meduna, baseado em uma hipótese da época de que haveria uma oposição entre a epilepsia (as crises convulsivas seriam protetoras) e a esquizofrenia, elaborou um tratamento químico para induzir convulsões em pacientes psicóticos.

A introdução da eletroconvulsoterapia (ECT) inicia a possibilidade de tratamento científico dos transtornos mentais. Uma ótima história da evolução e do próprio nascimento da ECT pode ser lida no excelente artigo de Ugo Cerletti (1877-1963), pai do procedimento, em "Old and new information about electroshock", publicado no *American Journal of Psychiatry* em julho de 1950.[92]

Cerletti afirma que a ideia de utilizar descargas elétricas com fins terapêuticos remonta à Antiguidade.

Scribonio Largo, em seu tratado sobre terapêutica, *Composotionis Medicamentorum* (43-48 d.C.), refere ter tratado várias cefaleias golpeando a cabeça do paciente com um peixe elétrico, o que, segundo Cerletti, provocaria uma descarga de 25 a 30 volts, insuficiente para provocar uma convulsão, mas suficiente para aliviar a dor. Esse procedimento "pisciterapêutico" é ainda citado por Aristóteles; Plínio, o Jovem; e por Galeno.

Cerletti parece bastante incomodado e insiste, no artigo, que o termo Bini-Cerletti é inadequado (livros e artigos norte-americanos e ingleses estavam se referindo à ECT como uma descoberta de Bini e Cerletti), insistindo que fora o único responsável pela descoberta. Por exemplo, o primeiro trabalho em língua inglesa sobre a ECT foi publicado por Fleming, Golla e Walter, em 1939, no *Lancet*, poucas semanas antes do início da Segunda Guerra Mundial, e mencionava o trabalho "desenvolvido por Cerletti e Bini (1938)".[93]

Cerletti descreve sua trajetória pessoal na descoberta da ECT, dividida em três fases:[92]

- Um período preparatório em Gênova e Roma, onde se iniciam os experimentos em laboratório provocando convulsões em cães mediante o uso de corrente elétrica.

Após a morte de alguns cães, abandonou o uso do circuito bucorretal (felizmente...) e reduziu a voltagem de 250 para 125 volts (1933).

- O segundo período foi denominado período da invenção em si e ocorreu em Roma, entre 1936 e 1937. Cerletti descreve os experimentos com porcos (o que foi posteriormente muito explorado pela antipsiquiatria) e explica que os animais não morriam pelo choque, mas que o açougueiro aproveitava o coma para sangrá-los.

O primeiro tratamento com eletrochoque (nome dado pelo autor) foi realizado em 1938, em um homem de 40 anos com diagnóstico de esquizofrenia.

- O terceiro período, diz Cerletti, é o da aplicação em número crescente de pacientes e a popularização do tratamento. Embora o entusiasmo inicial tenha sido em relação ao tratamento da esquizofrenia, a psicose maníaco-depressiva é descrita por Cerletti como o outro grande grupo tratado.

Outras indicações apresentadas pelo autor são "estados obsessivos", "depressões psicogênicas", "casos paranoides", "toxicomanias", mal de Parkinson e até quadros clínicos, como asma, psoríase, prurigo e alopecia areata.

O próprio Cerletti foi posteriormente refinando sua indicação para a ECT e reforçando seu uso na melancolia.

Um dos clássicos livros sobre o tema é a *História da psiquiatria*, de Franz Alexander e Selesnick. Em sua edição de 1966, Selesnick (Alexander havia falecido em 1964), evidenciando forte inspiração psicanalítica, refere:[29]

> Por outro lado, tratamentos de choque produzem apenas alívio dos sintomas. Não chegam à perturbação psicológica básica que há no fundo da doença, e os pacientes que recebem eletrochoque sem psicoterapia – que alcança a origem da doença – frequentemente sofrem recaída, mesmo aqueles que têm depressões psicóticas, para os quais o eletrochoque é muito eficaz.

A eficácia da ECT não é negada, há inclusive uma tentativa contorcionista em vários textos psicanalíticos para entender seus resultados dentro de mudanças psicológicas.[29]

A partir dos anos de 1950, com o surgimento das primeiras medicações psiquiátricas efetivas, e pela visão negativa que se abateu sobre o tratamento, a ECT passou a ser paulatinamente menos empregada. O uso negativo da ECT foi mundialmente popularizado pelo filme *Um estranho no ninho*, em que ela aparece como um instrumento de tortura e autoritarismo.

Não há, na história da psiquiatria, mais ainda na história da medicina, tratamento que tenha sido mais malfalado em função, primeiro, de um uso equivocado, muitas vezes punitivo, no passado e, segundo, da ignorância ou má-fé de seus críticos. Infelizmente essa é a atual situação brasileira, impregnada de ideologias obscurantistas.

A partir da metade dos anos de 1980, com a melhora das condições técnicas e a expansão do conhecimento sobre os benefícios e a alta eficiência da ECT, o tratamento voltou a ser utilizado.

Apesar de todas as polêmicas e preconceitos, a ECT permanece hoje como um dos mais eficazes tratamentos em psiquiatria.

## O INÍCIO DAS DROGAS ANTIDEPRESSIVAS

Em setembro de 1957, Roland Kuhn apresentou, durante o Segundo Congresso Internacional de Psiquiatria, em Zurique, e, de maneira um pouco mais extensa, no "Schweizerische Medizinische Wochenschrift", seu trabalho "Sobre o tratamento dos estados depressivos com um derivado iminodibenzil (G 22355)".[94] Posteriormente, esse composto recebeu o nome genérico de imipramina, e o comercial, de Tofranil. No momento do surgimento desse trabalho, que iria revolucionar o tratamento das depressões, pouca atenção lhe foi dada, inclusive a droga só chegou ao mercado internacional quase dois anos depois de ser apresentada sem grande alarde. Pouco mais de dez anos depois, Angst e Theobald[95] escrevem um livro sobre a substância e citam 4.412 publicações na literatura internacional. Hoje o número é incontável.

Essa é a história oficial, contada pelo próprio Kuhn, que sempre se mostrou evasivo em admitir a participação de outras pessoas na descoberta da imipramina.

No entanto, a história contada por Healy[96] parece ter outras nuanças.

O laboratório Geigy estava longe de se interessar por um antidepressivo e não mediu o tamanho de sua importância mercadológica, nem a importância epidemiológica da depressão; mais ainda: a ECT já existia e era muito efetiva.

A imipramina (G 22355) era apenas um dos vários componentes iminodibenzil, iniciados com o G 22150, que estavam sendo testados como anti-histamínicos. A droga quase foi descartada após os primeiros testes com pacientes com esquizofrenia em trabalho realizado no Hospital Munsterlingeem, em 1955. A revisão clínica apurada de Paul Schinidlin, no entanto, surpreendeu com um efeito de elevação do humor em alguns desses doentes. Essa participação de Schinidlin, fundamental na história da psiquiatria, ocorreu apenas porque ele deu especial atenção aos relatórios da enfermagem (o que a maioria dos médicos não faz).

Essas observações levaram o laboratório a pedir a Kuhn que voltasse a estudar a droga, dessa vez como antidepressivo, convite que ele aceitou não sem relutar um pouco a princípio.

Sua primeira paciente foi Paula J. F. (a Ana O. do tratamento antidepressivo), que, após seis dias de uso de 100 mg de imipramina, em 18 de janeiro de 1956, se recupera totalmente de seu estado depressivo. Esse caso levou Kuhn a acreditar na droga.

No entanto, foram necessárias mais coincidências para que a droga tivesse um "empurrãozinho": uma das mais interessantes foi o fato de Robert Boehringer, um acionista da Geigy, pedir um pouco da substância para testar em um paciente com depressão. O paciente, que era seu parente, melhorou rapidamente, e o acionista passou a ser um entusiasta do projeto, empurrando-o para a frente.

Final feliz, mas justiça seja feita, a imipramina chegou depois. De fato, os primeiros timoanalépticos, termo cunhado por Jean Delay (o nome "antidepressivo" surgiria muito depois), foram os inibidores da monoaminoxidase (IMAOs).

A isoniazida e a iproniazida, derivados da hidrazida, causaram verdadeira revolução no tratamento da tuberculose a partir de 1951, quando foram lançadas, salvando milhares de pacientes não responsivos à estreptomicina.

O efeito estimulante do humor e a sensação de melhora do bem-estar e do apetite levaram à publicação dos primeiros resultados evidenciando

# HISTÓRIA DA MELANCOLIA 151

os efeitos antidepressivos da isoniazida por Salzer e Lurie, em 1953, e por Nathan Kline com a iproniazida, em 1957.[97] A partir disso, o desterro e a glória têm sido uma constante na história desses compostos, tendo a defendê-los a boa eficácia terapêutica e a acusá-los primeiro a hepatotoxicidade dos primeiros compostos e, posteriormente, as incômodas dietas livres de tiramina e as crises hipertensivas.[98]

A primeira questão a ser levantada a partir disso foi: a quem medicar? Posto de outra forma, quem responderá ao uso de antidepressivos?

Kuhn, desde sua primeira publicação, afirma que a principal indicação para antidepressivos é um "estado depressivo vital" (depressão endógena), que deve ser diferenciado da depressão neurótica ou reativa, repetindo um conceito caro à escola psicopatológica de Heidelberg.

O próprio Kuhn descreve o que seria isso:

> [...] sentimentos de cansaço, peso, confinamento e opressão. Os processos de pensamento, decisão e atividade estão inibidos... Em adição, há uma perda da habilidade de sentir prazer e de entusiasmar-se com seus próprios interesses. A mais importante característica, no entanto, é que os sintomas são mais graves pela manhã que à noite. Os outros numerosos sintomas psicopatológicos conhecidos podem estar ausentes em vários pacientes.[94]

Kielholz sugeriu que sintomas específicos, como humor depressivo e retardo psicomotor, ofereciam melhor resposta aos tricíclicos.[99]

Especulações na década de 1970 com base em metabólitos dos principais neurotransmissores suspeitos, noradrenalina (MHPG urinário) e serotonina (5HIAA no líquido cerebrospinal), procuraram oferecer indicações preferenciais para o uso de antidepressivos mais específicos.[100-102]

Depressões típicas responderiam melhor aos tricíclios, e depressões atípicas, aos IMAOs.[98]

O condicional de todas essas afirmações de especificidade logo recebeu resposta negativa. Os limites e o uso da psicofarmacologia ainda são um tema a ser intensamente estudado.

Durante a década de 1980 surgem os primeiros trabalhos com drogas inibidoras seletivas da recaptação de serotonina (ISRSs), iniciando pelo lançamento da zimelidina, em 1981,[96] e com sua retirada do mercado, um ano depois, por induzir casos de Guillan-Barré, uma síndrome neurológica rara.

Posteriormente, o primeiro composto com fluoxetina, o Prozac, ocasionou um longo debate sobre os limites da psicofarmacologia.

A década de 1990 marca o lançamento de compostos antidepressivos com mecanismo de ação chamado dual, atuando em noradrenalina e serotonina, como a venlafaxina, a mirtazapina e outras.

# 8

# O DIAGNÓSTICO DE DEPRESSÃO:

## SEREMOS TODOS UM DIA DEPRIMIDOS OU BIPOLARES?

O advento dos primeiros psicofármacos, exigindo critérios diagnósticos mais precisos e operacionais para suas aplicações, e a criação da Organização Mundial da Saúde (OMS), em 1948, impulsionaram a tentativa de desenvolver uma classificação estatística internacional de doenças, traumatismos e causas de morte. A primeira revisão, dita *Classificação internacional de doenças*, em sua 6ª versão (CID-6), foi elaborada pela OMS em 1948, contendo, na seção V: "As desordens mentais, psiconeuróticas e de personalidade".[103] Apenas seis países aceitaram essa primeira edição, entre eles a Inglaterra. Embora o sucesso tenha sido escasso, a adesão desse país à CID foi fundamental para descortinar a marcante diferença entre os critérios diagnósticos da psiquiatria norte-americana, ainda profundamente influenciada por Adolph Meyer e sua psicobiologia (e pela psicanálise de Menninger), de um lado, e os da própria escola inglesa, de outro, durante a década de 1960.

O Projeto Diagnóstico United States/United Kingdom (US/UK) mostrou que os pacientes diagnosticados em Londres como depressivos, maníacos, neuróticos ou com transtornos da personalidade teriam enormes chances de receber o diagnóstico de esquizofrenia em Nova York.[104]

O diagnóstico de depressão foi se expandindo, e, ao contrário da primeira metade do século XX, a psiquiatria passa a pensar seus diagnósticos mais "afetivamente", ou seja, priorizando mais os transtornos do humor, do que "esquizofrenicamente", priorizando o diagnóstico de esquizofrenia.

Na CID-6 e na CID-7, apenas três variáveis de depressão eram reconhecidas – reação maníaco-depressiva, melancolia involutiva e depressão neurótica. Na CID-8 (1968), uma quarta entidade foi introduzida, a depressão psicótica; na CID-9 (1979), houve um novo aumento, dessa vez para 13; e, por fim, já na CID-10 (1993), são catalogados mais de 25 tipos e subtipos depressivos.[105]

A partir da publicação do *Diagnostic and Statistical Manual of Mental Disorders* em sua 3ª edição (DSM-III, em 1980) pela Associação Americana de Psiquiatria, a classificação norte-americana aboliu a dicotomia depressão neurótica *versus* depressão endógena.

O clássico trabalho de Hagop Akiskal, de 1978, evidenciou uma diversidade diagnóstica tão grande no acompanhamento de um grupo de cem pacientes tidos como deprimidos neuróticos, para quadros depressivos clássicos ou até evolução para doença bipolar, por exemplo, que o conceito de neurose tornou-se obsoleto e foi abandonado.[106]

A CID-10 e o DSM-IV marcam uma proximidade entre a psiquiatria europeia e a norte-americana até então não alcançada, apesar de algumas diferenças particularmente na terminologia. Entre as principais mudanças terminológicas, destacam-se a substituição do termo "transtorno afetivo" por "transtorno do humor" e o de "depressão unipolar" por "transtorno afetivo recorrente".[107]

A melancolia foi para o *spa*, emagreceu; subsistiu apenas como um subtipo, uma forma grave de depressão, com sintomas físicos.

Enquanto uma classificação baseada na etiologia é a mais válida, isso ainda não é possível em psiquiatria. A principal aproximação é a descrição e a categorização das síndromes, o que oferece muitos percalços.[108]

Uma recente fonte de questionamento é a expansão do diagnóstico de transtorno bipolar do humor. Do trabalho de Perris,[81] sugerindo que a prevalência do quadro seria algo em torno de 0,5% (a mais rara das psicoses, afirma) até os atuais 3,4%, ou quase 7%, se acrescida a ciclotimia, menos de 40 anos se passaram. O chamado espectro da doença bipolar, além da forma clássica (bipolar I), avança para as descrições de depressão associada à hipomania (bipolar II), já incluída no DSM-IV. Uma recente classificação chega ao bipolar VI.

A publicação da 5ª edição do DSM, em 2013, levou a um grande número de críticas. Uma articulista de uma importante revista inglesa ironizava dizendo que havia ido dormir normal e acordado com um diagnóstico psiquiátrico, referindo-se à criação e à ampliação dos diagnósticos.

O capítulo dos transtornos depressivos ganhou novos diagnósticos, reforçando mais ainda as discussões sobre a "patologização" de reações normais e a superestimativa do número de casos de depressão.

A Associação Psiquiátrica Americana também recebeu muitas críticas em relação ao fato de o DSM-5 não excluir o diagnóstico de depressão na vigência de um luto, excluindo a regra que impede o diagnóstico de depressão nessas situações.

A justificativa é a de que muitos indivíduos enlutados, embora o processo de luto seja natural e único para cada indivíduo, podem evoluir para um quadro de depressão. O DSM-5 inclui duas notas, uma que alerta os médicos para que tentem diferenciar um luto normal do

HISTÓRIA DA MELANCOLIA    **157**

diagnóstico de uma doença mental, e outra lembrando os psiquiatras de que a depressão e o luto podem coexistir.

Após uma série de estudos, o DSM-5 incluiu o transtorno disfórico pré-menstrual (TDPM) como diagnóstico validado. Um grande número de mulheres apresenta alterações físicas e emocionais antecedendo seu período menstrual. Aproximadamente 75% das mulheres descrevem esse período como incômodo física e emocionalmente. A maioria das mulheres, porém, refere que esses sintomas são em sua maioria físicos, leves ou moderados, razoavelmente toleráveis e que não atrapalham excessivamente sua rotina diária. Esse quadro, comumente chamado de tensão pré-menstrual (TPM), deve ser diferenciado de um quadro mais grave e incapacitante, o transtorno disfórico pré-menstrual (TDPM).[2]

Embora muitos autores tenham questionado se os transtornos menstruais (incluindo a TPM e o TDPM) resultam dos estressores da vida moderna, essas questões são descritas há muitos séculos. Hipócrates, referindo-se à "doença das virgens", já descrevia alterações de comportamento, ideação suicida, irritabilidade e agressividade. No *Timeu*, Platão qualifica a mulher como um ser que tem sua existência determinada por um único órgão, o útero, e por um único desejo, o de procriar; quando isso não ocorre, o útero vaga pelo corpo, provocando uma série de sintomas. As descrições ao longo da história foram comuns até que, no século XIX, batiza-se a condição como "insanidade" pré-menstrual.

A síndrome de tensão pré-menstrual surgiu na *9ª Classificação internacional de doenças* (CID-9), restrita ao capítulo destinado às doenças ginecológicas.

Em 1987, na edição revisada do *III manual de diagnóstico e estatística* (DSM-III-R), definem-se critérios operacionais para o diagnóstico e para a pesquisa do denominado transtorno disfórico da fase lútea tardia (TDFLT). O quadro aparece incluso em uma categoria residual e que espera melhores evidências científicas – "categorias propostas necessitando estudos adicionais".

Essa proposição levou a grandes polêmicas entre grupos feministas que se embatiam, considerando, por um lado, um aspecto positivo na melhor caracterização e provável tratamento do mal-estar de muitas mulheres e, por outro, temendo que a inclusão do estado como uma doença pudesse ser ou servir para a discriminação feminina na sociedade, no trabalho e até nos seguros de saúde.

Em 1994, houve revisão e nova denominação pela Associação Psiquiátrica Americana, acrescida de critérios diagnósticos. O TDPM foi mantido em apêndice pela pressão dos mesmos grupos femininos.

O DSM-5, quase 20 anos depois, em 2013, por fim, oficializa o diagnóstico e a necessidade de tratamento.

# REFERÊNCIAS

1. Nietzsche FW. Obras incompletas. 3. ed. São Paulo: Abril Cultural; 1983.

2. American Psychiatric Association. Manual diagnóstico e estatístico de transtornos mentais: DSM-5. 5.ed. Porto Alegre: Artmed; 2014.

3. Berrios GE. History of affective disorders. In: Paykel ES, editor. Handbook of affective disorders. New York: Guilford Press; 1992.

4. Galik M. Melancholy in Europe and in China: some observations of a student of intercultural process. Asian and African Studies. 1996;5(1):50-69.

5. Mitchell R. Depression. Brit J Psychiatry. 1948;49:737-47.

6. Graves R. The Greek myths. London: The Folio Society; 1996.

7. Pessotti I. A loucura e as épocas. São Paulo: Editora 34; 1994.

8. Vernant JP. Mito e pensamento entre os gregos. Rio de Janeiro: Paz e Terra; 1990.

9. Clagett M. Greek science on antiquity. New York: Dover; 2001.

10. Hippocrates. De Morbo Sacro. [Biblioteca Estadual da Baviera; 1827].

11. Angst J, Marneros A. Bipolarity from ancient to modern times: conception, birth and rebirth. J Affect Disord. 2001;67(1-3):3-19.

12. Strathern P. Aristotles in 90 minutes. London: Constable; 1996.

13. Jamison KR. Touched with fire: maniac-depressive illness and artistic temperament. New York: Free Press; 1993.

14. Teofrasto. Os caracteres. Lisboa: Relógio D'Água; 1999.

15. Roccataglia G. A history of ancient psychiatry. New York: Greenwood Press; 1986.

16. Hislop V. A ilha. São Paulo: Intrínseca; 2008.

17. Thiher A. Revels in madness: insanity in medicine and literature. Ann Arbor: University Michigan Press; 2002.

18. Lacey R, Danziger D. O ano 1000: a vida no final do primeiro milênio. Rio de Janeiro: Campus; 1999.

19. Nogueira CR. O diabo no imaginário cristão. Bauru: Edusc; 2000.

20. Cantor NF. The Pimlico Encyclopedia of the middle ages. London: Pimlico; 1999.

21. Kieckhefer R. Magic in the middle ages. Cambridge: Cambridge University Press; 2001.

22. Altschule MD. Acedia: its evolution from deadly sin to psychiatric syndrome. Br J Psychiatry. 1965;111:117-9.

23. Jackson SW. Melancholy & depression: from hippocratic times to modern times. New Haven: Yale University Press; 1986.

24. Boff L. Inquisição um espírito que continua a existir. In: Eymerich N, de La Penã F. Diretorium inquiritorum : manual dos inquisidores. São Paulo: Rosa dos Ventos; 1993.

25. Dines A. Vínculos de fogo. São Paulo: Scwarcz; 1992.

26. Robinson JH. Conferencias sobre la historia europea. Boston: Ginn; 1905.

27. Ginzburg C. História noturna: decifrando o sabá. São Paulo: Companhia das Letras; 1989.

28. Zilboorg G. A history of medical psychology. New York: Norton; 1941.

29. Alexander EG, Selesnick S. T História da psiquiatria. São Paulo: Ibrasa; 1966.

30. Kroll J, Bachrach B. Sin and mental illness in the middle ages. Psychol Med. 1984;14(3):507-14.

31. Benazzi N, D'Amico M. El libro negro de la Inquisicion. Barcelona: Rabinbook; 2000.

32. Celebração dos exorcismos: ritual romano [Internet]. Conferência Episcopal Portuguesa; [20--?] [capturado em 22 set. 2016]. Disponível em: http://www.liturgia.pt/rituais/Exorcismos.pdf

33. Hart MH. As 100 maiores personalidades da história. Rio de Janeiro: Difel; 2001.

34. Chaucer G. Select Canterbury Tales. New York: Dover Publications; 1994

35. Gutas D. Greek thought, arabic culture. London: Routledge; 1998.

36. Youssef HA, Youssef FA. Evidence for the existence of schizophrenia in medieval Islamic society. Hist Psychiatry. 1996;7(25):55-62.

37. Namazi MR. Avicenna (980-1037). Am J Psychiatry. 2001;158:1796.

38. Prioreschi P. A history of medicine: byzantine and Islamic medicine. Omaha: Horatius; 2001.

39. Bloch S. Moses Maimonides contribution to the biopsychosocial approach in clinical medicine. Lancet. 2001;358(9284):829-32.

40. Herbermann CG. The Catholic Encyclopedia, volume 6. [S. l.: s. n.]; 2002.

41. Tarnas R. A epopeia do pensamento ocidental. Rio de Janeiro: Bertrand Brasil; 1991.

42. Ziegler P. The black death. London: Folio Society; 1997.

43. Porter R. The greatest benefit to mankind: a medical history of humanity. New York: Norton; 1997.

44. Runciman S. A queda de Constantinopla, 1453. São Paulo: Imago; 2002.

45. Harris J. Greek emigres in the west, 1400-1520. Camberley: Porphyrogenitus; 1995.

46. Bartra R. Cultura y melancolia. Barcelona: Anagrama; 2001.

47. Riese W. The legacy of Philippe Pinel: an inquiry into thought on mental alienation. New York: Springer; 1969.

48. Carvalhal Ribas J. As fronteiras da demonologia e da psiquiatria. São Paulo: Edigraf; 1964.

49. Keck PE, Pope HG, Hudson JI, McElroy SL, Kulick AR. Lycantropy: alive and well in the twentieth century. Psychol Med. 1988;18(1):113-20.

50. Porter R. Cambridge illustrated history of medicine. Cambridge: Cambridge University Press; 1966.

51. Rohmann C. A world of ideas. New York: Ballantine Books; 1999.

52. Porter R. Madness: a brief history. Oxford: Oxford University Press; 2002.

53. Cullen W. Nosology: or, a systematic arrangement of disease, by classes, orders, genera, and species; with the distinguishing character of each, and outlines of the systems of Sauvages, Linnaeus, Vogel, Sagar an Macbride. In: Hunter R, Macalpino I. Three hundred years of psychiatry: 1535-860. New York: Carlisle; 1982.

54. Chiarugi V. Della pazzia. In genere e in specie. [S.l.]: CIC Edizioni Internazionali; 1992.

55. Lemkau PV, De Sanctis C. A survey of Italian psychiatry, 1949. Am J Psychiatry. 1949; 107(12):401-8.

56. Nuland SB. Doctors: the biography of medicine. New York: Vintage Books; 1988.

57. Hunter R, Macalpine I. Three hundred years of psychiatry. New York: Carlisle; 1982.

58. Murat L. O homem que se achava Napoleão: por uma história política da loucura. São Paulo: Três Estrelas; 2011.

59. Fischer-Homberger E. Germany and Austria. In: Howells JG, editor. World history of psychiatry. New York: Brunner-Mazel; 1975.

60. Berrios GE. Depressive and maniac states during the 19th century. In: Gorgotas D, Cancro T, editors. Handbook of affective disorders. New York: Elsevier; 1988.

61. Pinel P. Tratado médico-filosófico de la enagecion mental o mania. Madri: Ediciones Nueva; 1988.

62. Shorter E. A history of psychiatry. New York: John Wiley & Sons; 1997.

63. Esquirol E. Des maladies mentales. Paris: Bailliére; 1838.

64. Berrios GE, Porter R. A history of clinical psychiatry: the origin and history of psychiatric disorders. New York: New York University Press; 1995.

65. Pichot P. The birth of the bipolar disorder. Eur Psychiatry. 1995;10(1):1-10.

66. Leuret F. El tratamiento moral de la locura (original de 1840). Versão espanhola editada pela Associación Espanõla de Neuropsiquiatria. Madri; 2001.

67. Scull A, Mackenzie C, Hervey N. Masters of masters of Bedlam: the transformation of the mad-doctoring trade. Princeton: Princeton University Press; 1996.

68. Berrios GE, Gili M. Abulia and impulsiveness revisited: a conceptual history. Acta Psychiatr Scand. 1995;92(3):161-7.

69. Steinberger H, Herrmann-Lingen C, Himmerich H. Johann Christian August Heinroth: psychosomatic medicine eighty years before Freud. Psychiatry Danub. 2013;25(1):11-6.

70. Steinberg H. Der Psychologe und Philosoph Wilhelm Wundt und eine Widmung seines schülers Emil Kraepelin. Nervenartz. 2001;72:884.

71. Pereira da Costa HM. Pietismo: um desafio à piedade e à teologia. Fides Reformata 4/1. [S. l.: s. n.]; 1999.

72. Mueser KT, Jeste DV. Clinical handbook of schizophrenia. New York: Gilford Press; 2008.

73. Berrios GE, Hauser R. The early development of Kraepelin's ideas on classication: a conceptual history. Psychol Med. 1988;18(4):813-21.

74. Müller JL. Johann Bernhard Aloys von Gudden, 1824-1886. Am J Psychiatry. 2002; 159(3):379.

75. Turner T. Henry Maudsley: psychiatrist, philosopher and entrepreneur. Psychological Med. 1988;18:551-74.

76. Lanteri Laura G. La psychiatrie phénoménologique. Paris: PUF; 1957.

77. Maggini C, Salvatore P, Gerhard A, Migone P. Psychopathology of stable unstable mixed states: a historical view. Comprehensive Psychiatry. 2000;41(2):77-82.

78. Facchinetti C, Muñoz PFN. Emil Kraepelin na ciência psiquiátrica do Rio de Janeiro, 1903-1933. Hist Cienc Saude-Manguinhos. 2013;20(1):239-62.

79. Sallet PC, Gattaz WF. Classificação das psicoses endógenas de Karl Leonhard. Rev Psiquiatria Clín. 1998;25(1): 22-5.

80. Angst J. Zur atiologie und nosologie endogener depressive Psychosen. Eine genetische, soziologische und Klinische Studie. Berlin: Springer; 1966.

81. Perris C. A study of bipolar (manic-depressive) and unipolar recurrent depressive psychoses. Acta Psychiatr Scand Suppl. 1966;194:9-14.

82. Paykel E. Depression-clinical aspects. Brit J Psychiatry. 1979;134:211-3.

83. Häfner H. Ernst Kretschmer 1888-1964. Psychol Med. 1990;20(3):487-92.

84. Akiskal HS, Hirschfeld RMA, Yerevanian BI. The relationship of personality to affective disorders: a critical review. Arch Gen Psychiatry. 1983;40:801–10.

85. Irving D. Secret diaries of Hitler's doctor. Toronto: Harper Collins; 1991.

86. Speer A. Inside The Third Reich. New York: Touchstone; 1997.

87. Weinberg C. Uma reflexão psicanalítica sobre as relações entre a melancolia e o sadismo. Trabalho apresentado durante a I Jornada do Departamento de Formação em Psicanálise de São Paulo; 2000.

88. Arieti S. American handbook of psychiatry. New York: Basic Books; 1968.

89. Peres UT. Melancolia. São Paulo: Escuta; 1996.

90. Beck A, Rush AJ, Shaw BF, Emery G. Terapia cognitiva da depressão. São Paulo: Zahar; 1979.

91. Weissman MM. Treatment of depression. Washington: APA Press; 2001.

92. Cerletti U. Old and new information about electroshock. Am J Psychiatry. 1950;107(2):87-94.

93. Fleming GWTH, Golla FL, Walter WG. Electric convulsion therapy of schizophrenia. Lancet. 1939;11:1353-5.

94. Kuhn R. Some questions and consequences following the discovery of specific antidepressant drugs: research and their practical use. In: Leonard B, Spencer P, editors. Antidepressants: thirty years one. London: CNC Publishers; 1990.

95. Angst J, Theobald W. Tofranil. Stämpli: Berna; 1970.

96. Healy D. The antidepressant drama. In: Weissman MM, editor. Treatment of depression: bridging the 21st century. Washington: American Psychiatric Press; 2001.

97. Kline NS. The practical management of depression. JAMA. 1964;190:732-40.

98. Klein DF, Gittelman R, Quitkin F. Diagnosis and drug treatment of psychiatric disorders: adults and children. Baltimore: Williams & Wilkinson; 1980.

99. Kalinovsky LB, Hippuis H, Klein H. Biological treatments in psychiatry. New York: Grune & Stratton; 1982.

100. Beckmann H, Goodwin EK. Antidepressant response to tricyclics and urinary MHPG um unipolar patients. Arch Gen Psychiatry. 1975;32(1):17-21.

101. Maas JW, Fawcett JA, Dekirmenjian H. Cathecolamine metabolism, depressive illness and drug response. Arch Gen Psychiatry. 1972;26(3):252-62.

102. Schildkraut JJ. Norepinephrine metabolites as biochemical criteria for classifying depressive disorders and predicting response to treatment. Am J Psychiatry. 1973;130: 695-8.

103. Lopes JL. Diagnóstico em psiquiatria. Rio de Janeiro: Cultural Médica; 1980.

104. Cooper JE. Psychiatric diagnosis in New York and London. Oxford: University Press London; 1972.

105. Kendell RE. Diagnosis and classification. In: Kendell RE, Zealley A, editors. Companion to psychiatric studies. Edinburgh: Churchill Livingstone; 1983.

106. Akiskal HS, Bitar AH, Puzantian VR, Rosenthal TL, Walker PW. The nosological status of neurotic depression: a prospective three- to four-year follow-up examination in light of the primary-secondary and unipolar-bipolar dichotomies. Arch Gen Psychiatry. 1978;35(6):756-66.

107. Maj M, Sartorius N. Depressive disorders. Chichester: John Wiley and Sons; 1999.

108. Lavretsky H, Kumar A. Clinically significant non-major disorders. Am J Geriatr Psychiatry. 2002;10(3):239-55.

## LEITURAS SUGERIDAS

Alcorão. Rio de Janeiro: Associação Cultural Internacional Gibran; 2002.

Anderson P. Linhagens do Estado absolutista. 3. ed. São Paulo: Brasiliense; 2004.

Anderson P. Passagens da antiguidade ao feudalismo. 3. ed. Porto Alegre: Afrontamento; 1989.

Arruda JJA. História antiga e medieval. São Paulo: Ática; 1982.

Aslan R. Zelota: a vida e época de Jesus de Nazaré. Rio de Janeiro: Zahar; 2013.

Beauchesne H. História da psicopatologia. São Paulo: Martins Fontes; 1989.

Berrios GE. Melancholia and depression during the 19th Century: a conceptual history. Brit J Psychiatry. 1988;153:298-304.

Björntorp P. Definition and classification of obesity. In: Airburn C, Brownell KD, editors. Disorders and obesity. New York: Guilford Press; 2002.

Bloch M. A sociedade feudal. Lisboa: Edições 70; 2009.

Bloch M. Os reis taumaturgos: o caráter sobrenatural do poder régio, França e Inglaterra. São Paulo: Companhia das Letras; 1993.

Certeau M. A escrita da história. Rio de Janeiro: Forense Universitária; 1982.

Crowe BJ, Colwell C, editors. Effective clinical practice in music therapy: music therapy for children, adolescents, and adults with mental disorders. Silver Spring: American Music Therapy Association; 2007.

Darmon P. Médicos e assassinos na Belle Époque: a medicalização do crime. Rio de Janeiro: Paz e Terra; 1991.

Delumeau J. A civilização do renascimento. Lisboa: Estampa; 1984.

Delumeau J. História do medo no ocidente 1300 – 1800: uma cidade sitiada. São Paulo: Companhia das Letras; 2009.

Delumeau J. O pecado e o medo: a culpabilização no ocidente (séculos 13 – 18). Bauru: EDUSC; 2003.

Duby G. As três ordens ou o imaginário do feudalismo. 2. ed. [S. l.]: Editorial Estampa; 1994.

Ey H. Tratado de psiquiatria. 8. ed. Barcelona: Torry-Masson; 1978.

Foucault M. História da loucura: na Idade clássica. 9. ed. São Paulo: Perspectiva; 2012.

Foucault M. Os anormais: curso no Collège de France (1974-1975). 2. ed. São Paulo: Martins Fontes; 2010.

Foucault M. Vigiar e punir: nascimento da prisão. 41. ed. Petrópolis: Vozes; 2013.

Gourevitch M. Esquirol, clinician in the clinical approach in psychiatry. In: Pichot P, Rein W, editors. The clinical approach in psychiatry. Le Plessis Robinson: Synthélabo; 1992.

Gold C, Heldal TO, Dahle T, Wigram T. Music therapy for schizophrenia or schizophrenia-like illnesses. Cochrane Database Syst Rev. 2005;(2):CD004025.

Goody J. Renascimentos: um ou muitos? São Paulo: Editora Unesp; 2011.

Green T. Inquisição: o reinado do medo. Rio de Janeiro: Objetiva; 2011.

Hartog F. Evidência da história: o que os historiadores veem. Belo Horizonte: Autêntica; 2013.

Hartog F. Regimes de historicidade: presentismo e experiências do tempo. Belo Horizonte: Autêntica; 2013.

Huizinga J. O outono da Idade Média. São Paulo: Cosac Naify; 2013.

Irerug DC. Hitler's war and the war path. Focal Point Pub. London: [s. n.]; 2002.

Jaspers K. Psicopatologia geral. São Paulo: Atheneu; 1979.

Le Goff J. A civilização do ocidente medieval. Bauru: Edusc; 2005.

Lewis AJ. Depression. J Mental Sci. 1944;80:256-65.

Nietzsche FW. Assim falava Zaratustra. Edição especial. Rio de Janeiro: Nova Fronteira; 2012.

Nietzsche FW. Genealogia da moral: uma polêmica. São Paulo: Companhia das Letras; 2009.

Parker G, Hadzi-Pavlovic D. Old data, new interpretation: a reanalysis of Sir Aubrey Lewis' M. D. thesis. Psychol Med. 1993;23(4):859-70.

Pélicier Y. Histoire de la psychiatrie. Paris: Presse Universitaires de France; 1971.

Pessotti I. A loucura e as épocas. Rio de Janeiro: 34 Literatura; 1994.

Rodrigues Lima AA. Obras completas. Rio de Janeiro: Guanabara; 1945.

Stone M H. Healing e mind: a history of psychiatry from antiquity to the present. New York: W.W. Norton & Company; 1997.

Storr A. The dynamics of creation. London: Secker & Warburg; 1972.

Strömgren LS, Juul-Jensen P. Unilateral vs. bilateral electro-convulsive therapy: investigations into the therapeutic effect in endogenous depression. Acta Psychiatr Scand. 1975;51(5):340-60.

Tellenbach H. Melancholia. Pittsburgh: Duquesne University Press; 1980.

Vainfas R. Trópico dos pecados: moral, sexualidade e inquisição no Brasil Colonial. Rio de Janeiro: Nova Fronteira; 1997.

Vernant JP. As origens do pensamento grego. Rio de Janeiro: Difel; 2002.

Zahoor A. The Muslim history. New York: ZMD Corporation; 2000.

IMPRESSÃO:

GRÁFICA EDITORA
Pallotti
IMAGEM DE QUALIDADE

Santa Maria - RS - Fone/Fax: (55) 3220.4500
www.pallotti.com.br